CORE
OUTCOME
SET

中医药核心指标集研究实践手册

主编　张俊华

上海科学技术出版社

内容提要

本书是一部指导中医药领域核心指标集研究实践的简明手册，着重对中医药核心指标集研究中的关键环节和实施要点进行了扼要阐述。全书内容主要包括临床研究中评价指标相关知识及存在问题，核心指标集基本概念和主要研究平台，中医药核心指标集研究关键流程和核心知识点等。本手册内容提纲挈领，简明清晰，突出实践性、实操性、实用性，是开展中医药核心指标集相关研究的重要指导性参考读物。

图书在版编目（CIP）数据

中医药核心指标集研究实践手册 / 张俊华主编. -- 上海 : 上海科学技术出版社, 2022.12
ISBN 978-7-5478-5981-0

Ⅰ. ①中… Ⅱ. ①张… Ⅲ. ①中国医药学－指标－手册 Ⅳ. ①R2-62

中国版本图书馆CIP数据核字(2022)第209717号

中医药核心指标集研究实践手册

主编　张俊华

上海世纪出版(集团)有限公司
上 海 科 学 技 术 出 版 社　出版、发行
(上海市闵行区号景路159弄A座9F-10F)
邮政编码201101　www.sstp.cn
江阴金马印刷有限公司印刷
开本 787×1092　1/32　印张 4
字数 60千字
2022年12月第1版　2022年12月第1次印刷
ISBN 978-7-5478-5981-0 / R·2646
定价: 48.00元

编写委员会

主　编

张俊华

副主编

田金徽　庞　博

编　委

（按姓氏笔画排序）

王　辉　王可仪　元唯安　邢冬梅　刘春香
杜　亮　李　凯　李雪梅　张　冬　张　莉
张　婷　张永刚　张明妍　杨丰文　陈　哲
季昭臣　金鑫瑶　庞稳泰　郑文科　胡海殷
赵宏杰　唐健元　黄宇虹　曹璐佳　喻佳洁

前 言

随着循证医学的推广应用，中医药临床研究设计、实施和质量控制等技术方法不断发展，中医药临床研究数量和质量也不断提升，一批高质量研究成果在国际高水平期刊发表，产生了较强的学术影响力。然而，中医药临床研究中采用的疗效评价指标存在较为突出的问题，既有与西医临床研究相同的普遍性问题，也有自身的特殊性问题，特别是指标不规范、不重要、测量时点不合理等问题更加突出。

张伯礼院士曾指出，“对老指标不过冷，对新指标不过热，关键要‘有用’，中医药临床评价要重视采用并研制能体现中医药优势的指标体系”。梳理中医药干预不同病种的临床疗效评价指标，构建体现中医药特色和优势的指标体系，是一项关键性的基础工程，也是中医药临床研究和证据转化应用的关键环节。针对上述问题，建立同类病证中医药临床试验均应该报告的、最小的指标集合，即核心指标集（COS），是规范中医药临床试验结局指标的选择和报告、解决评价指标问题的有效途径。

自2006年，我们在开展中医药系统评价研究中发现临床评价指标的不一致、不规范、不重要等问题，开始探索解决问题的思路和方法。针对中医药临床研究指标存在的共性问题，提出了以“国际标准+中医特色”为基本原则的中医药临床研究核心指标集（COS-TCM）研究策略，在国际COMET平台注册了中医药领域首个核心指标集研究，逐步探索形成了一套COS-TCM研制方法，发布了《中医药临床试验核心指标集研制技术规范》团体标准。在COMET的支持下，于2019年建立了国内首个临床试验核心指标集研究中心（ChiCOS）及相应研究平台，并相继设立了多个分中心，着力推动中医药核心指标集研究实践与交流。

当前，国内外COS研究快速发展，新的方法和技术规范不断完善。核心指标集研制方法、研究方案及研究结果报告规范、测量工具研究方法等指导原则陆续发布，为相应工作的开展提供了基本遵循。为进一步推广COS研究技术方法，促进研制高质量中医药COS，我们在《临床评价核心指标集研究方法与实践》一书的基础上，组织本领域专家对中医药COS研究关键流程和核心知识点进行梳理，从实践性、实操性、实用性出发，编写了《中医药核心指标集研究实践手册》(简称《手册》)。

全书包括5个部分。第一章介绍了临床研究中评价指标相关知识及存在的问题；第二章介绍了COS的基本概念、研究平台，以及COS-TCM研究进展；第三章是本书的主题，综合国内外相关规范，结合案例系统梳理了COS-TCM研制路径及8个关键技术环节；第四章介绍了研制COS-TCM典型案例；第五章以附录的形式列举了COS研制相关技术规范。

近几年来，中医药COS研究受到广泛重视，取得了初步成绩。然而，中医药核心指标集研制是一项系统性工程，相关标准和技术规范也在不断更新完善中。因此，COS-TCM研究需要更多学科同道团结协作，有序推进，共建共享。希望本《手册》能为COS研究者和使用者提供实践参考。

由于该方向的实践还不充分，相关内容和编排方面可能有不足之处，恳请专家同道与广大读者提出宝贵建议和意见，我们会不断修订完善，使之成为广大读者喜爱的工具书。

编者

2022年7月

目 录

第一章

临床研究中的评价指标

医疗干预措施的疗效评价一般包括是否有效、效应大小、安全性、作用特点、作用机制以及经济效益等。评价的过程也是研究的过程，临床研究是医疗措施价值的重要评价形式，其最终目的是为临床治疗决策提供依据。广义上，临床研究与临床试验被认为是同义词，指以人（包括患者和受试者）或从人体获取的材料为研究对象的研究；而狭义上，临床研究不仅局限于临床试验（主要指以患者为研究对象开展的试验性研究），还包括观察性研究等。而无论何种临床研究类型，都需要科学合理的方案设计、规范的实施过程管理和严谨的数据分析报告，以保证研究的科学性、实用性和可行性。

- Clinical Trial/ Study: Any investigation in human subjects intended to discover or verify the clinical, pharmacological and/or other pharmacodynamic effects of an investigational product(s), and/or to identify any adverse reactions to an investigational product(s), and/or to study absorption, distribution, metabolism, and excretion of an investigational product(s) with the object of ascertaining its safety and/or efficacy. The terms clinical trial and clinical study are synonymous.

—— *Guideline for Good Clinical Practice ICH E6 (R2)*

- 临床试验：指以人体（患者或健康受试者）为对象的试验，意在发现或验证某种试验药物的临床医学、药理学以及其他药效学作用、不良反应，或者试验药物的吸收、分布、代谢和排泄，以确定药物的疗效与安全性的系统性试验。

——《药物临床试验质量管理规范》（2020版第57号令）

一、临床研究的基本要素

临床研究设计主要由“PICO”4个要素组成，即受试对象（patients/population，P），干预措施（intervention，I），对照措施（control/comparison，C），评价指标（outcome，O）（图1-1）。其中，选择科学、合理的疗效评价指标进行测量和数据分析是临床研究的关键环节，这关系到研究结果能否回答科学问题，也影响结果

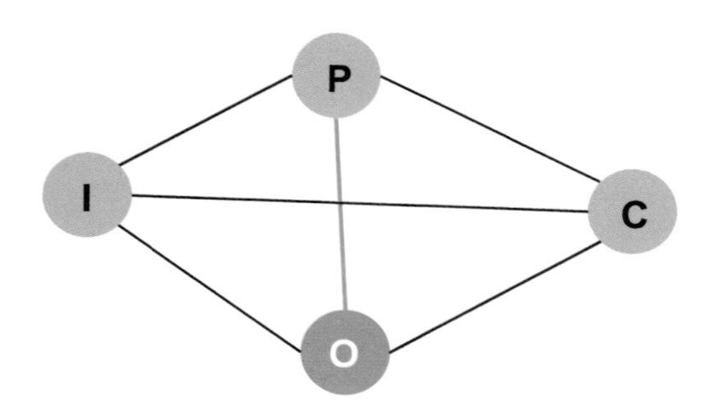

图1-1　临床研究设计“PICO”要素

的实际价值。若指标选择不当，不能准确地反映干预措施的效应，会导致研究结果偏离研究价值（表1-1）。

二、评价指标的分类

干预措施作用于受试对象会产生一定的效应，包括有益或有害的作用，干预的效应通过对相关评价指标的测量和数据分析来表达。

有效性是临床研究的评价重点，根据临床病症和干预措施的不同，选择的疗效指标也不同。根据不同需求，临床疗效评价指标有不同的分类方法（图1-2）。

一个临床研究可能会包含多个指标，包括有效性指标、安全性指标、经济学指标等，既可能有客观指标，也可能有主观指标，但指标选用一定要与研究目的及临床价值相关联，明确主次之分。在数量方面，指标不是越多越好：指标太多，一方面增加试验费用，

表 1-1 “PICO”概念及选择要点

PICO	意 义	选 择 要 点
P patients/ population	患者类型/受试对象/人群特征	· 首先明确疾病诊断标准，再根据研究需要制定纳入和排除标准。 · 考虑种族、性别、年龄、职业、生活习惯及社会等因素，以患者为研究对象时应考虑其一般情况、病种、病程、分期、分型、病情程度及治疗与护理情况等。 · 评估受试者的同质性、代表性、敏感性和依从性。 · 重视伦理学要求，即不选择已知可能有害或潜在有害的人群作为受试对象，如孕妇、儿童等
I intervention	干预措施，暴露因素或预后因素等	· 明确定义干预措施，包括名称、施加方法、疗程等。 · 保证干预措施在整个试验过程中相对稳定。但在某些研究（如真实世界研究）中可能存在不完全一致问题，如中医药辨证施治和随症加减类临床研究。 · 重视非处理因素（特别是混杂因素）的控制，排除混杂因素产生的效应，保障干预措施效应的真实性和可靠性
C control/ comparison	比较/对照措施	· 标准对照，又称标准疗法对照或阳性对照。对照组给予临床公认、效果肯定的药物或治疗方法，以判断试验药物或疗法是否优于现行的药物或疗法。适用于已知有肯定疗效的治疗方法的疾病。

（续表）

PICO	意　义	选　择　要　点
C control/ comparison	比较/对照措施	· 安慰剂对照，又称阴性对照。适用于当前尚无有效治疗方法的疾病，或安慰剂的使用对该病病情、治疗经过及预后基本无影响。 · 空白对照，即对照组未施加任何干预。一般仅在某些特殊情况下考虑使用：① 试验药物不良反应非常明显，以致不能实施盲法，安慰剂对照不比空白对照更优。② 治疗方法非常特殊，安慰剂对照无法实施或实施起来非常困难
O outcome	期望测量、改善或影响的结局指标	· 关联性，指标应与研究目的有密切联系，能够确切反映干预措施的效应。 · 客观性，尽量选用能被测量的客观性指标。 · 灵敏性，指标对干预措施所产生的效应具有高敏感性，即研究效应有变化时，指标值能充分反映这种变化。 · 特异性，即指标的排他性。特异性高的指标更易揭示出干预方法的本质特点。 · 稳定性，即指标的变异程度。多采用变异系数评价指标的稳定性。 · 精确性，包括评价指标的准确度和精密度。前者指观察值与标准值（真值）的接近程度，反应指标可靠性；后者指重复观察时观察值与其平均值的接近程度，反应监测设备或手段的准确性

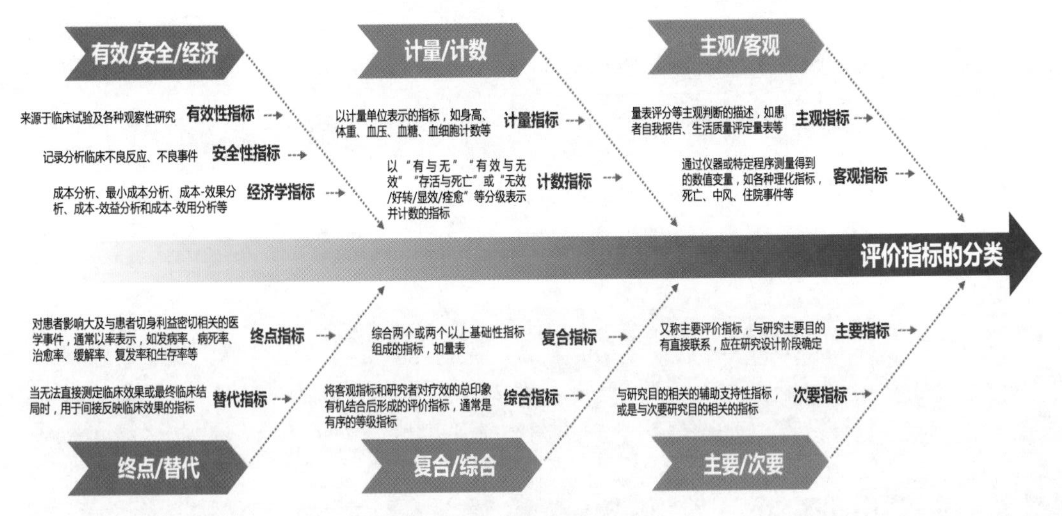
有效/安全/经济
来源于临床试验及各种观察性研究 有效性指标
记录分析临床不良反应、不良事件 安全性指标
成本分析、最小成本分析、成本-效果分析、成本-效益分析和成本-效用分析等 经济学指标
计量/计数
以计量单位表示的指标，如身高、体重、血压、血糖、血细胞计数等 计量指标
以“有与无”“有效与无效”“存活与死亡”或“无效/好转/显效/痊愈”等分级表示并计数的指标 计数指标
主观/客观
量表评分等主观判断的描述，如患者自我报告、生活质量评定量表等 主观指标
通过仪器或特定程序测量得到的数值变量，如各种理化指标，死亡、中风、住院事件等 客观指标
评价指标的分类
对患者影响大及与患者切身利益密切相关的医学事件，通常以率表示，如发病率、病死率、治愈率、缓解率、复发率和生存率等 终点指标
当无法直接测定临床效果或最终临床结局时，用于间接反映临床效果的指标 替代指标
终点/替代
综合两个或两个以上基础性指标组成的指标，如量表 复合指标
将客观指标和研究者对疗效的总印象有机结合后形成的评价指标，通常是有序的等级指标 综合指标
复合/综合
又称主要评价指标，与研究主要目的有直接联系，应在研究设计阶段确定 主要指标
与研究目的相关的辅助支持性指标，或是与次要研究目的相关的指标 次要指标
主要/次要

图 1-2 评价指标的分类

给研究者增加负担，导致研究者依从性下降；此外，多个指标采集需要更长的时间，特别是量表填写和生化检查，会影响受试者的依从性，导致失访增加。因此，不能期望一个研究解决多个问题，指标数量应与主要研究问题相匹配。

三、评价指标存在的问题

选择合适的评价指标是临床研究设计的重要内容，但评价指标的选择方法并没有引起足够的重视。由于临床研究中疾病和治疗的复杂性，部分指标的适用范围及特点不明确，在选用评价指标时多凭借主观经验，具有很大的盲目性和随意性，导致研究结果出现脱离临床需求、同类研究数据不能合并或比较、选择性报告偏倚等问题（图1-3）。

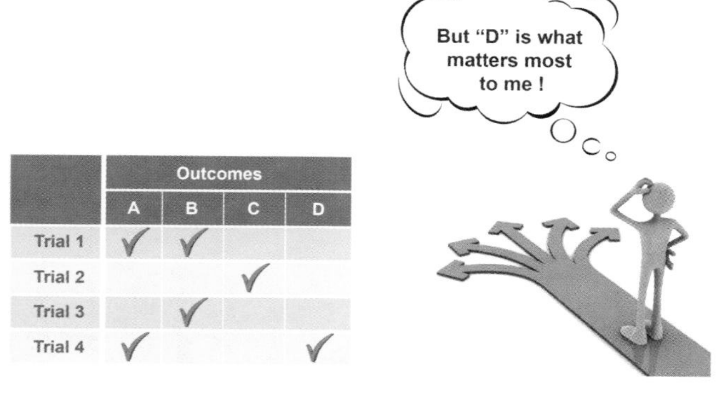

	Outcomes			
	A	B	C	D
Trial 1	✓	✓		
Trial 2			✓	
Trial 3		✓		
Trial 4	✓			✓

图1-3　评价指标选择的问题

（一）评价指标的选择

1. 指标差异大，同类研究结果不能合并或比较

临床研究评价指标缺乏规范性，导致同类研究数据无法进行合并分析，也影响研究结果之间的比较，这种问题在进行系统评价/Meta分析研究时经常遇到。如一项关于精神分裂症的回顾性分析收集到2 000多个临床研究，使用的评价指标多达640个，如果加上测量工具与测量时点的差异，研究间的异质性将更加突出。

2. 评价指标缺乏实用性和重要性

临床研究的评价指标是否能反映患者、医务人员和政策制定者的需求，直接影响着临床研究的价值。临床研究者一般会依据经验和文献选择评价指标，而这些指标对患者不一定重要，也不一定是卫生管理决策所需要的信息，从而缺乏实用性。而且，在评价指标选择方面缺乏规范标准，研究者主要从研究的周期、指标检测的难易程度及费用方面考虑，导致短期、简便的指标更容易被采用，而长期、重大终点事件的观察欠缺，导致研究结果缺乏重要性。

目前发表的很多临床研究指标存在“机械套用”的现象，不注重指标与疾病的内在相关性，忽视指标的层次性，导致临床研究结果不能很好地满足临床决策需求，也不能被学术界广泛认可。

（二）评价指标的测量

1. 评价指标测量方法规范性差

评价指标的测量需要稳定性好的方法、工具或仪器

设备，将测量误差控制在最小范围，使测量值与真实值趋同。同一个评价指标可能有多种测量方法，同一测量方法又会受到测量工具、测量人员操作水平的影响。因此，临床研究方案设计阶段需要明确评价指标的测量方法并制订操作手册，在结果中清楚报告相关内容。而当前发表的临床研究中，测量工具和测量方法缺乏规范，甚至使用自拟等不公认的方法。特别是在多中心临床研究中，对中心之间的测量差异缺乏相应的控制方法，势必影响数据的可靠性和稳定性。

2. 评价指标测量时点不合理

干预措施产生效应与疗程有一定关系，即时效性，这是反映干预措施作用特点的重要内容，也是临床实践需要的重要信息。因此，评价指标的测量时点应根据干预措施的作用规律进行确定，同时要考虑疾病的演变和发展规律。当前临床研究评价指标的测量时点普遍存在不合理、不科学问题，干预疗程和测量时点既不适应干预措施的起效规律，也不符合疾病的转归规律，如呈现出慢性病疗程不足、急性病疗程过长等问题。

3. 评价指标测量偏倚

测量偏倚是由于研究实施的过程中所用观察方法或测量方法不当所致。一方面与测量工具和方法相关，另一方面与测量者的技能和主观倾向相关。临床研究对测量偏倚的控制缺少足够的重视，对测量工具的差异性和测量者的主观性缺乏相应的处理办法，影响测量数据的真实性和可靠性。

（三）评价指标的报告

1. 评价指标描述不合理、不规范

同一个评价指标在不同研究中报告存在较大差异，主要是研究设计者和报告者缺乏对具体指标的科学认识和准确表述，导致指标描述不清，甚至错误。此外，大量研究将各种定量指标（如血糖、血压）无依据地转换成分类指标，转化成模糊的“显效”“有效”“无效”等级资料，最终以百分率来表达研究结果。这种不合理的数据转换严重损失了原始数据信息，使读者不能从数据描述中理解干预措施的具体作用强度，同时也易夸大疗效，误导临床决策。

2. 评价指标选择性报告偏倚

临床研究者倾向于得到阳性结果，学术期刊也更愿意接收阳性结果的论文，导致临床研究发表偏倚问题突出。研究发现，已发表的临床研究论文存在严重的结局报告偏倚，即从测量的评价指标中有目的地选择一部分阳性结果进行报告；还有一部分研究者为寻求统计学阳性结果会改变研究方案确定的评价指标及其统计分析方法；也有部分研究者为提高论文发表数量将同一个研究的不同指标分拆报告，严重影响了干预措施效果的全面评价，也会误导临床决策。

中医药临床研究中采用的疗效评价指标存在较为突出的问题，既有与西医临床研究相同的普遍性问题，也有自身的特殊性问题，主要体现在三方面：

一是借用西医的指标体系，与中医药的疗效特点不匹配，导致“以西律中”问题的产生。

二是对现有指标使用不规范或自拟一些指标，导致评价结果不科学、不实用，得不到公认。

三是同类研究采用的指标差异大，导致不能进行数据合并分析。

因此，必须建立符合中医药疗效特点和优势的评价指标体系。开展核心指标集研究，是解决中医药评价指标问题的有效途径。

第二章

核心指标集研究进展

临床研究中评价指标普遍存在不规范、不一致、不重要、随意化等问题，成为影响临床研究证据质量的方法学短板。为了推进解决临床研究评价指标问题，国际方法学专家成立了有效性试验核心结局指标工作组（Core Outcome Measures in Effectiveness Trials, COMET），提供核心指标集（core outcome set, COS）解决方案。

一、核心指标集概念和作用

A COS is defined as “an agreed standardized collection of outcomes which should be measured and reported, as a minimum, in all trials of a specific clinical area”.

——*The COMET handbook*: version 1.0

核心指标集（COS）是特定病种临床研究必须测

量和报告的、统一的、标准化的最小指标集合。2010年COMET工作组提出应用COS可以起到4个方面的作用：① 方便同类临床研究的结果比较、合并分析，使每个临床研究的价值得到转化利用。② 降低选择性报告偏倚的风险。③ 优化评价指标选择，减少不合适评价指标的使用，使临床研究方案设计更科学。④ 缩短临床研究评价指标选择的时间，节约方案设计的成本。

COS与前章所述指标分类没有对应关系。COS可以是计量指标，也可以是计数指标；可以是主观指标，也可以是客观指标；可以是终点指标，也可以是替代指标。在COS应用时，与主要指标和次要指标之间存在一定的关系。COS是特定病种临床研究均需要报告的最小的指标集合，COS中的单个指标不是主要指标，就是次要指标；而COS指标作为主要指标还是用作次要指标，由研究设计者根据研究目的进行确定。除COS包含的指标外，不同的研究可以根据需要增加其他指标。同时，COS不是固定不变的，随着医学研究的发展和对疾病和健康认知的不断深化，新的指标和测量方法会随之产生，COS也需要在更新中逐步发展完善。

二、核心指标集研究组织

COS的提出经历了较长的发展历程，相关工作组的成立也促进了各专业领域COS研究的开展（表2-1）。

表 2-1 COS 相关研究组织及工作介绍

工作组名称	成立时间及网址	工 作 介 绍
风湿病临床研究评价指标工作组 Outcome MEasures in Rheumatoid Arthritis Clinical Trials, OMERACT	1992年 https://omeract.org/	致力于风湿病临床研究COS的研制，每两年组织一次全球范围的共识会议
临床研究方法、测量和疼痛评估工作组 Initiative on Methods, Measurement, and Pain Assessment in Clinical Trials, IMMPACT	2002年 http://immpact.org/	制定共识审查和建议，以改进疼痛治疗相关临床研究的设计、实施和结果解释
健康测量工具选择共识标准工作组 COnsensus-based Standards for the selection of health Measurement INstruments, COSMIN	2005年 https://www.cosmin.nl/	通过研制指标测评方法与测评工具来指导测量工具的遴选，从而提高指标测量的科学性与合理性
有效性研究核心指标集工作组 Core Outcome Measures in Effectiveness Trials，COMET	2010年 https://www.comet-initiative.org	建立COS研究平台和规范，推动核心指标研究方法的完善，推动COS的系统化、国际化发展

（续表）

工作组名称	成立时间及网址	工 作 介 绍
国际肾脏病标准化指标工作组 Standardised Outcomes in Nephrology，SONG	2014年 https://songinitiative.org/	研制肾脏疾病临床研究所需要的COS及测量方法
Cochrane皮肤病核心指标集工作组 Cochrane Skin Core OUtcome Set INitiative, CS-COUSIN	2014年 http://cs-cousin.org/	推动皮肤病COS的研制和应用。制定皮肤病COS研制指南，用于支持特定皮肤病COS研制工作
妇女和新生儿健康核心指标工作组 CoRe Outcomes in Women's and Newborn health, CROWN	2016年 http://www.crown-initiative.org/	研制应用于特定妇产科健康问题（如早产、尿失禁、不孕症和月经病等）的COS
临床试验核心指标集研究中心 Chinese Clinical Trial Core Outcome Set, ChiCOS	2019年 http://chicos.org.cn	致力于推动中国COS研究实践，并以中医药领域COS研制为特色方向

（一）COMET工作组

2010年，方法学家Doug G Altman、Mike Clarke、Paula Williamson等人在英国利物浦举行会议发起“有效性试验核心结局指标（COMET）”的倡议并建立相关研究平台（https://www.comet-initiative.org），这是COS研究领域一个里程碑事件（图2-1）。COMET倡议旨在收集、整理并整合COS相关的方法学和应用等方面的资源，为信息共享和学术交流提供平台，并提供COS研究的方法学指导和报告规范，促进COS的形成、推广和应用。COMET具体工作目标：① 提高对当前临床研究评价指标问题的认识。② 鼓励COS的发展和应用。③ 促进患者和公众参与COS的研制。④ 提供方法学支持，保障上述目标的实现。⑤ 避免不必要的重复工作。⑥ 鼓励基于循证的COS研究。

COMET平台包括1个国际性的COS研究方案注册

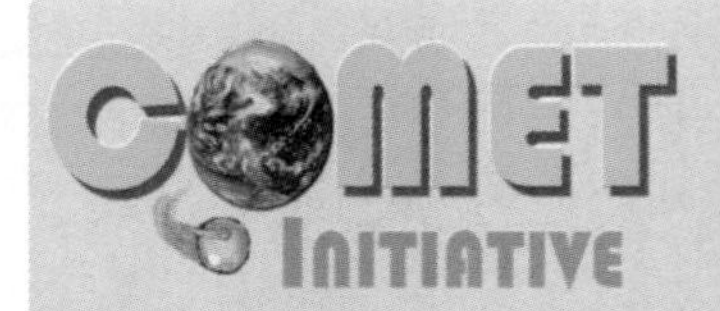

Core Outcome Measures in Effectiveness Trials

"A core outcome set (COS) is an agreed standardised set of outcomes that should be measured and reported, as a minimum, in all clinical trials in specific areas of health or health care."

图2-1 有效性试验核心结局指标（COMET）倡议

平台、1个国际性的COS研究数据库，以及指导COS研制和结果报告的规范/指南等。

• COMET注册平台

COMET工作组为COS研究者提供了COS研究注册平台，相关介绍及操作详见本书第三章。

• COMET数据库

COMET工作组建立了可开放检索的数据库，收集已完成的、正在进行和将要开展的COS相关研究项目资料。截至2022年6月，在COMET数据库中共注册1 567项COS相关研究，发布的COS相关研究约900篇。COS研究已涵盖70多个不同疾病领域,关注最多的领域依次为：癌症、风湿病、神经病、心脏和循环疾病、骨科及创伤疾病、胃肠病、传染病、肺部和呼吸道疾病、牙科和口腔健康、妊娠和分娩、内分泌和代谢疾病、妇科麻醉镇痛控制、皮肤病等。

• COS研究指南

除了COMET数据库外，COMET工作组通过制订COS研制方法和规范，为COS的研究提供了系统的方法学支持（表2-2）。

相关介绍详见第三章及附录。

（二）ChiCOS工作组

COS是新兴研究方向，国内学者对该领域缺少关注，也缺乏专业性、系统性的COS数据库平台。随着我国临床研究数量上升，指标问题更为突出，迫切需

表 2-2　COS 研究相关指南介绍

名　　称	发布时间	内 容 简 介
核心指标集报告规范 Core Outcome Set-STAndards for Reporting, COS-STAR	2016年	COS-STAR清单共包括18个条目，涉及摘要、前言、研究方法、结果、讨论、利益冲突等方面，以规范COS研究报告的透明度和完整性
核心指标集研制规范 Core Outcome Set-STAndards for Development, COS-STAD	2017年	COS-STAD重点论述COS研制过程的3个关键环节，即具体范围、利益相关者和共识过程，共11个条目。COS-STAD既可指导研究者规范研制COS，又可指导使用者评价COS的质量
COMET手册 COMET Handbook: version 1.0	2017年	COMET手册共包括4个部分内容：① COS研制背景。② COS研制步骤。③ COS的实施、复核与更新。④ COS的发展与推广。这为COS的实施提供了全面指导与建议
核心指标集研究方案规范 Core Outcome Set-STAndardised Protocol Items, COS-STAP	2019年	COS-STAP清单有13个条目，涵盖6个主题，即题目/摘要、介绍、方法、分析、伦理与传播、管理信息，旨在提高COS研究方案的规范性和完整性

要建立专业化数据平台，为COS相关研究提供技术支持，促进COS研究在国内的规范开展和应用。2019年7月19日，中国循证医学中心和天津中医药大学循证医学中心共建了临床试验核心指标集（ChiCOS）研究中心，2020年至2022年，ChiCOS相继设立了成都中医药大学、河南中医药大学第一附属医院、首都医科大学附属北京中医医院分中心。

2020年11月，ChiCOS平台（http://www.chicos.org.cn）作为国内首个COS研究专业数据库正式上线运行（图2-2）。ChiCOS数据库平台的建立，弥补了我国

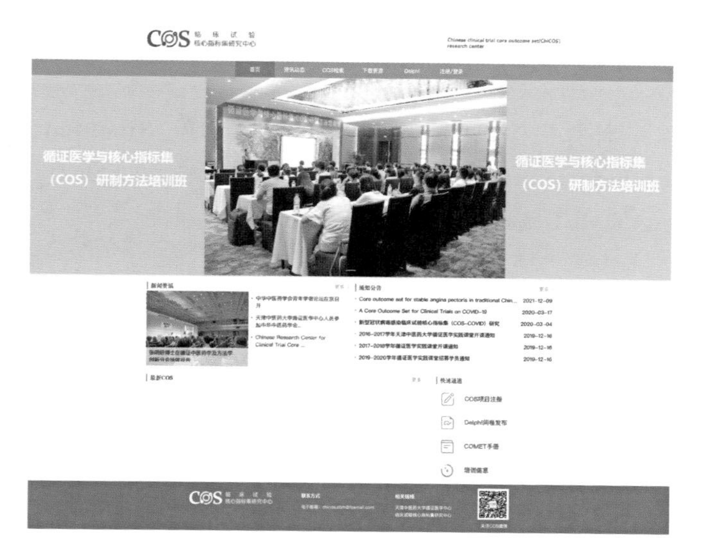

图2-2 ChiCOS网站首页

COS研究系统化、规范化开展和综合性信息平台的空缺，为关注COS研究的各利益相关群体提供了一个学术交流平台，更好地促进COS研究的发展。ChiCOS数据库的功能主要包括：① 检索功能，获取所关注领域的最新COS相关研究。② 注册功能，作为COS相关研究的中国注册平台和方案公开平台。详见第三章相关内容。③ Delphi在线调查功能，可自动化制定问卷并进行统计分析。④ 培训功能，COS各利益相关群体可利用网站更新的学习资料进行COS相关方法学培训。

三、中医药核心指标集研究现状

（一）COS-TCM相关文献

计算机检索CNKI、WanFang、VIP、SinoMed、EMbase、Cochrane Library、Web of Science、PubMed以及COMET数据库，检索词包括"核心指标集""核心指标""结局指标""中医""疗效指标""评价指标""core outcome set""COS""TCM"等，检索时限均为建库至2022年6月30日。共获取81篇COS-TCM相关文献（中文68篇，英文13篇）（图2–3）。

（二）COS-TCM研究注册情况

检索COMET数据库COS-TCM研究相关的注册信息，检索得到相关研究共68项，涉及66种疾病，包括心血管疾病（高血压、冠心病、冠状动脉疾病、急性心

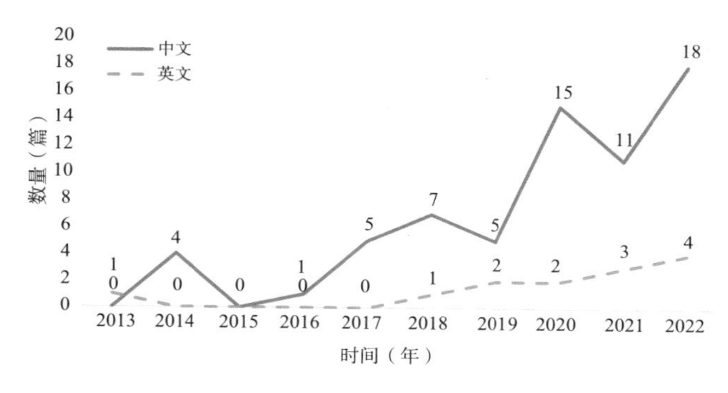

图2-3　COS-TCM研究文献发表情况

力衰竭、慢性肺源性心脏病、慢性心力衰竭、室性早搏、稳定型心绞痛、心房颤动、心肌梗死、心悸、心脏病）、脑血管疾病（高血压脑出血、急性脑梗死、急性缺血性脑卒中、脑卒中、缺血性脑卒中、血管性认知功能障碍）、骨病（骨关节炎、肩周炎、颈部眩晕、颈椎病、类风湿关节炎、青少年特发性关节炎、痛风、膝骨关节炎、腰背痛、腰椎间盘突出症、幼年特发性关节炎、强直性脊柱炎）、代谢性疾病（2型糖尿病、高脂血症、糖尿病、糖尿病肾病、糖尿病足溃疡、糖脂代谢紊乱）、呼吸疾病（儿童腹部过敏性紫癜、流感、慢性阻塞性肺疾病、社区获得性肺炎、哮喘）、新型冠状病毒肺炎、新冠后状态、乙型肝炎、肿瘤（肺癌、前列腺癌、乳腺癌、胃癌）、皮肤病（牛皮癣、湿疹、特应性皮炎）、妇科疾病（痛经、哺乳期乳腺炎、子宫腺肌症、子宫内膜异位、乳腺增生）、耳鼻喉疾病（干燥综合征、过敏性鼻炎）、前列腺切除术后尿失禁、紧张性头痛、外伤性视神经病变、失眠、重症肌无力、中风后肩手综合征、肾阳虚证、血管炎等。

在省份分布方面，国内17个省市参与了COS-TCM研究注册，前3位分别是天津市（40项，58.82%）、北京市（39项，57.35%）、甘肃省（10项，14.70%）。在研究机构分布方面，42家机构参与了COS-TCM研究注册。排名前5位是天津中医药大学循证医学中心（15项，22.06%）、北京中医药大学东直门医院（10项，14.71%）、天津中医药大学附属保康医院（8项，11.76%）、中国中医科学院西苑医院（7项，10.29%）、兰州大学（62项，8.82%）。

（三）COS-TCM技术规范

2018年1月，天津中医药大学循证医学中心提出的《中医药临床试验核心指标集研制技术规范》，获得中华中医药学会批准作为团体标准立项，于2020年6月正式发布，为提高中医药临床研究结局指标的规范化提供了方法。

2021年8月，首部COS方法学专著《临床评价核心指标集研究方法与实践》出版，首次全面系统地介绍了国内外COS研究的技术方法和进展，同时突出了中医药特色，对开展COS相关研究具有理论指导和实践参考价值。

开展COS-TCM研究是中医药临床研究质量提升的需要，也是中医药临床疗效科学表达的需要。COS-TCM研究工作在推进过程中需要遵循一些基本原则，以保证研究工作的规范性、实用性和创新性。

1. 国际规范与中医特色相结合

COS-TCM研究必须坚持以我为主，即指标要与中医药临床价值和优势相匹配；同时要重视遵循指标研究相关的国际标准，保证研究过程的科学性和规范化，提高COS的共识度和认可度。

2. 指标选择与指标测量相结合

COS研究首先是解决“测什么”的问题，即从现有的指标中选择重要指标，但不能解决指标测量方法不科学、不规范问题。需要进一步解决“怎么测”问题，就是要提供COS各指标的测量方法，从而提高COS的实用性。

3. 指标利用与指标创新相结合

目前临床研究广泛使用的多是西医疾病评价指标，欠缺体现中医药疗效优势的评价指标。COS-TCM研究不仅要利用好现有指标，还要考虑研制与中医药临床价值定位相契合的新指标。指标利用和指标创新是一个循环递进的过程，也是COS更新的重要内容。

第三章

中医药核心指标集研制方法

为了提高COS研究的质量，需要有统一的操作指南，以明确各个研究环节的技术要点。COMET工作组在2017年发布了核心指标集研制规范（COS-STAD），作为COS研制过程的技术指导原则，保障了COS研究方法的科学性和规范性（详见附录）。

ChiCOS将COMET工作组制定的一系列COS研制规范引入中医药领域，开展中医药COS方法学研究，形成了COS-TCM研制路径（图3-1）。结合当前国内中西医并重的临床特点，制定了《中医药临床试验核心指标集研制技术规范》（中华中医药学会，T/CACM1339-2020）（详见附录）。

COS-TCM形成路径包含8个关键技术环节，分别为：

（1）确立病证范围（病证类型、疾病阶段）。

（2）收集基础数据（文献资料检索）。

（3）研究注册（注册平台：COMET、ChiCOS）。

（4）构建条目数据库（中医辨证、症状体征、生活

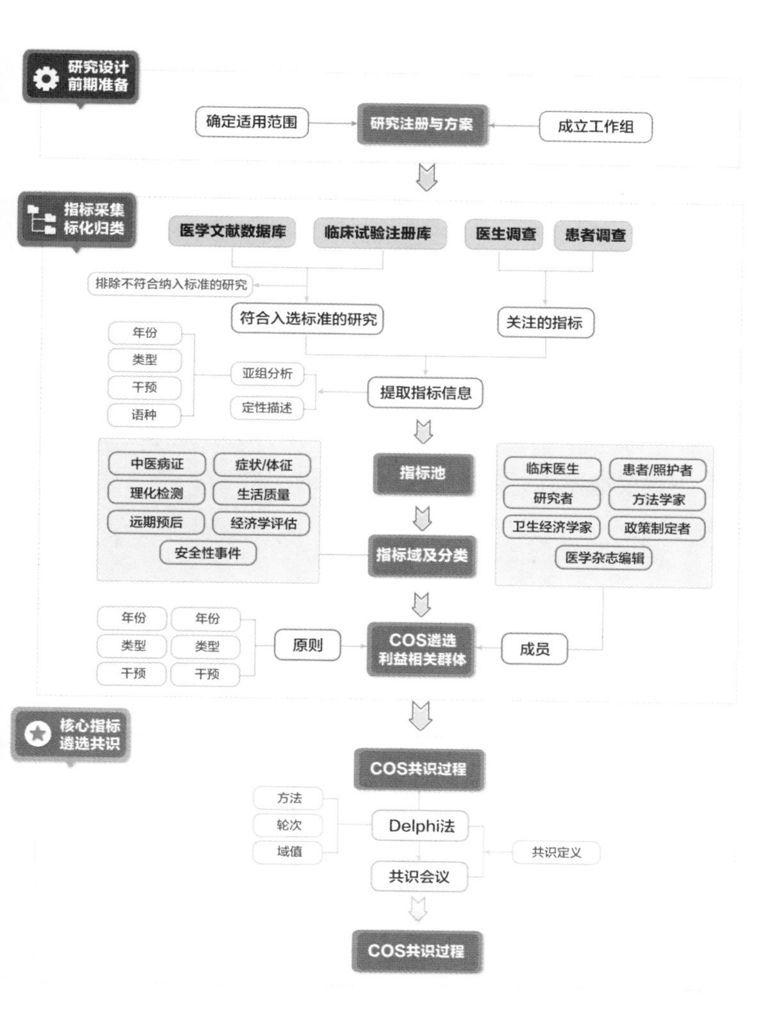

图3-1　COS-TCM研制技术流程

质量、理化检查、近期疗效、远期疗效、不良事件、成本效益）。

（5）遴选核心条目。

（6）形成共识（专家会议、德尔菲法、小组研讨、深度访谈）。

（7）推广应用（行业学会发布、COMET/ChiCOS网站发布、发表文章、宣讲）。

（8）后效评估与更新（收集问题→整理问题→分析问题→更新指标）。

本章系统梳理COS-TCM研究技术路线，重点解读关键技术环节及实施要点。

一、研究选题

（一）确定COS适用范围

研究开始前，首先需要确定选题，即明确拟研制COS的适用范围，如研究某一个疾病或疾病的不同阶段。推荐根据具体实践场景、健康问题、目标人群和干预措施4个方面进行界定（图3-2）。

1. 应用场景

COS的研制有助于某个特定医疗领域相关的临床试验应用标准化的结局指标，解决指标不一致性的问题，也助于研究结果的整合分析，从而提高疗效评价结果的统计效力和可靠性。应首先明确计划开展的研究适用的场景，主要涉及临床研究、日常照护、养生保健、

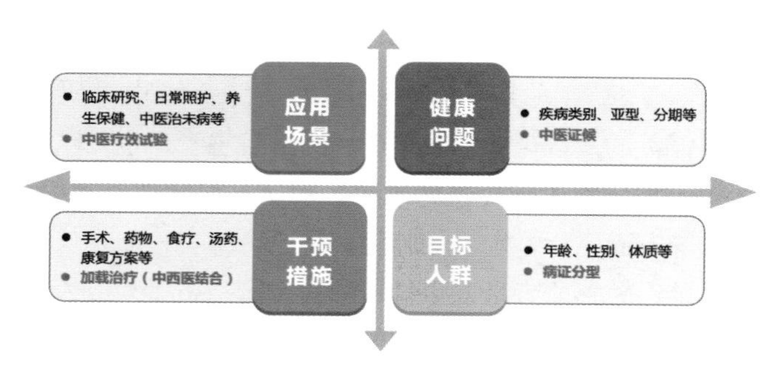

图3-2　COS-TCM适用范围的考虑

中医治未病等。最普遍的应用场景是临床试验、证据转化研究和真实世界研究。

2. 健康问题

健康问题的确定要考虑临床实践，根据疾病的类别、亚型、分期等明确健康问题。以癌症举例，拟开展的COS研制涉及所有癌症还是具体到肺癌，或者是肺癌的晚期患者，或者是非小细胞肺癌，需要事先明确，这关系到研究结果的实用性和合理性。中医药相关研究的健康问题可遵循西医学以疾病名称来定义或特定的疾病类型，但应该考虑及描述其中医药相关研究的特色，如中医证候。因在某一个西医疾病名称中可涵盖不同中医证候名称，而不同西医疾病名称也可以属于特定的中医证候名称。因此，在研制方案中应详细说明此COS应用于一种疾病所有的中医证候分类还是特定的中医证候涵盖的不同疾病。

3. 目标人群

对于适用人群应结合疾病类型综合考虑，研制COS涵盖的人群可包含某个疾病的所有患者，也可以是特定的疾病阶段或类型的患者，应从病症分型、年龄、性别等方面进行限定。如肺癌，是所有患者，还是仅是发生肺癌转移或者是发生骨转移的患者，患者是成人还是儿童。如健康状况是中医的特定证候，如气虚血瘀，则可包含不同疾病如心脑血管疾病等，但可以限定疾病分期或分型。目前，中医药领域COS研究以现代疾病名称为主，以特定中医证候为主的COS-TCM研究仍存在一定的挑战。

4. 干预措施

明确具体干预措施的内容，主要包括：① 确定拟开展的COS适用于所有类型的干预措施还是局限于某种特定干预措施。② 具体干预措施包括的内容，如手术、药物治疗、食疗、中药汤剂、康复技术等。③ 明确是否存在加载治疗的情况。目前国内医疗系统以中西医结合为主，大多临床研究的干预多为中西医联用。因此，研制COS-TCM应明确涵盖不同干预类型，如中西药联用、单用中医药或西医与其他中医疗法如针灸、拔罐、刮痧、推拿等的联用，或者只针对某一种干预措施。在研制COS-TCM时，明确不同中医药相关的干预措施也可体现不同的重要结局指标，如中药（中成药、中药汤剂或中药注射剂）治疗需要关注药物的不良反应，而针灸、推拿治疗较少关注相关指标。

（二）论证研究的必要性

1. 是否有相似性研究

通过检索，明确是否有发表或正在开展的同类COS研究，避免重复性工作。检索途径包括：① 检索文献数据库查找是否有研究发表。② 检索COMET数据库和ChiCOS数据库，查询是否有注册或发表的相关研究。

2. 是否有必要开展研究

在没有相关研究的前提下，需要结合实际需要和推广应用价值，评估是否需要开展一项COS研究。可从以下2个方面进行评估。

（1）临床试验设计需求：基于临床问题开展相应临床研究方案设计的进程中，会面临如何选择疗效评价指标的问题。药品监管机构会推荐一些临床研究指导原则，如果缺乏相应的指标规范要求，或不能满足临床需要，就值得开展COS研究。

（2）证据转化的需求：在开展系统评价/Meta分析以及制订指南过程中，需要考虑研究结果对临床决策的参考价值。如果相应研究的指标与临床决策证据需求存在较大偏差，就有必要开展相关的COS研究。

二、研究注册及方案

COS研究开始前，需要制定一份研究计划书并公开发表，研究方案的信息包括适用范围、研究方法、研究机构和成员、伦理审批等。

（一）研究注册平台

1. COMET注册平台

COMET数据库平台是目前公认的国际性COS研究方案注册平台。COS研究者可以通过COMET注册平台（https://www.cometinitiative.org/About/SubmitNewStudy），或通过点击COMET官网首页“注册新研究（Register New Study）”按钮进入注册页面（图3-3）。数据库注册条目包括：研究题目、摘要、研究机构、资助来源、疾病名称、疾病领域、目标人群的年龄范围和性别、干预措施类型以及研究目的等（图3-4）。

2. ChiCOS平台

ChiCOS数据库作为国内首个COS研究数据库于2020年11月正式上线运行。ChiCOS数据库主要包含“核心指标集研究注册与信息发布平台”和“德尔菲调查问卷发布与数据分析系统”两部分，包括检索、注册、Delphi在线调查和培训等功能。

研究者可通过ChiCOS平台进行方案注册，可通过网站的快速通道或通过个人中心进入注册页面（图3-5）。注册条目包括：主要研究者信息、方案/研究信息（研究题目、疾病名称、疾病领域、医学分类、干预措施、摘要、合作者及合作单位、研究方法、研究起止时间、资助来源）等（图3-6）。

Register New Study

Please complete the form to submit details about a new or ongoing study / project which you believe would be of interest to the COMET community.

Your details

Full name*

Institute / organisation

Email address*

Contact number

Project / study details

Study title*

Abstract / description*

Collaborators

Stage of work

Start date

(Actual or Estimated)

End date

(Actual or Estimated)

Comments

Please enter the following text as it is displayed

图3-3　COMET数据库平台注册信息页面

（1）研究题目	· 本研究的标题
（2）摘要	· 相关疾病的研究现状及COS的研制现状
（3）研究机构	· 主要负责单位，以及每个成员的个人信息和所属单位
（4）资助来源	· 资助本次研究的个人、组织、团体、公司或其他法律实体的详细信息
（5）疾病名称	· 疾病名称，包含疾病分型、分期
（6）疾病领域	· 疾病所属的健康卫生领域
（7）目标人群	· 人群的年龄范围、性别
（8）干预措施	· 完整且清晰地描述或定义干预措施
（9）研究目的	· 研究要达到的目的、意义或能解决的健康问题

图3-4　COMET数据库研究注册条目

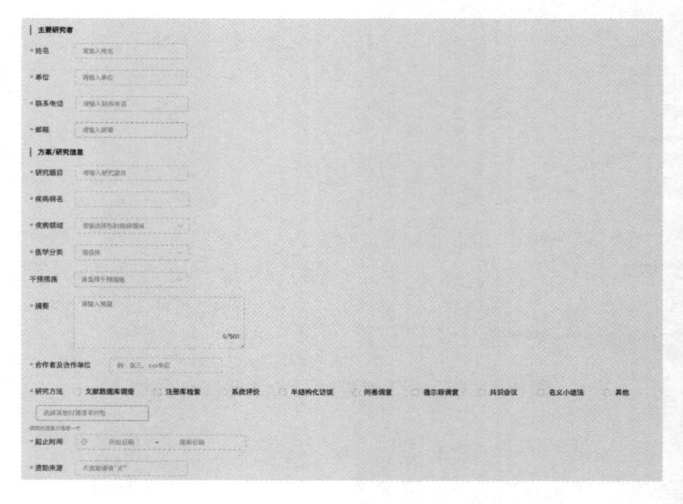
主要研究者
*姓名
*单位
*联系电话
*邮箱
方案/研究信息
*研究题目
*疾病病名
*疾病领域
*医学分类
干预措施
*摘要
0/500
*合作者及合作单位
*研究方法　文献数据库调查　注册库检索　系统评价　半结构化访谈　问卷调查　德尔菲调查　共识会议　名义小组法　其他
*起止时间
*资助来源

图3-5　ChiCOS数据库平台注册信息页面

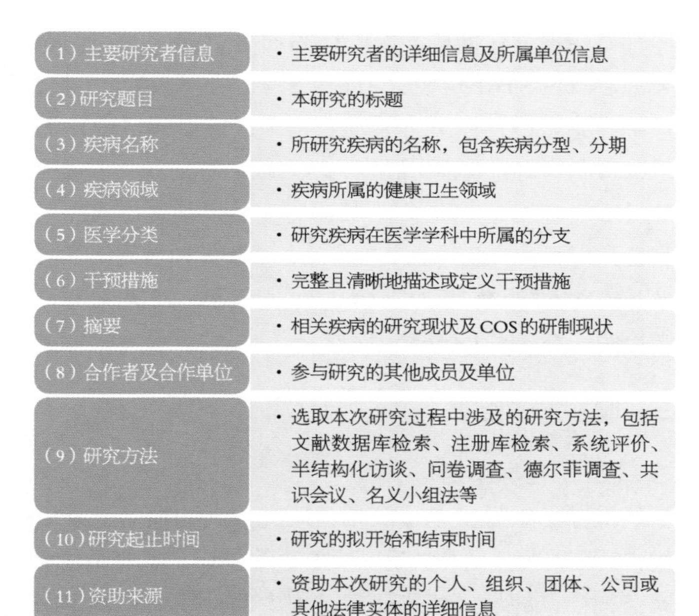

图3-6　ChiCOS数据库研究注册条目

（二）研究方案撰写

COS的质量一定程度上取决于COS研制过程中方法学的规范性和实施过程的透明度。在开展研究前制定研究方案并在公共平台上发布，有利于提高和保证研究的透明度和可靠性。为指导COS研制者在开展研究前能明确COS研制流程和技术要点，COMET工作组于2019年发布了核心结局指标集标准方案条目声明（COS-STAP）。COS-STAP声明涵盖了COS研究方案需要报告的基本标准，包括可能影响COS研究过程的潜在偏倚来源。COS-STAP声明共有6个主题，包含13个条目，详细介绍了COS研究方案注意事项，重点包括COS的范围、参与的利益相关群体、COS研制计划和共识过程等关键内容（详见附录）。研究方案可以论文形式在期刊公开发表，或在其他平台公开，如相关领域的研究网站、COMET数据库、ChiCOS数据库等，并提供网址链接保证方案的可获取性。

三、成立工作组

（一）指导小组

指导小组可由本领域相关研究方向的顶级专家组成，负责研究方向和关键节点的决策咨询，主要通过专家咨询会议的形式解决研究过程中的分歧和不确定因素。指导小组对保证COS研究的科学性、研究过程的规范性和成果的推广应用具有重要作用。

（二）执行小组

执行小组是研究方案的制订者和执行者，负责整个研究过程的实施和总结。成员来自不同学科的一线专家，通常由中西医临床专家、循证方法学家、临床研究者、政策制定者和专职研究者等组成。执行小组通过组内讨论明确职责分工和工作机制。在条目池构建、德尔菲调查、共识会议等环节各司其职、互相配合、推动研究进程。如果工作组内遇到分歧难以解决或有较大的方案调整时，需咨询指导小组。

四、构建指标池

（一）指标池的基本概念

结局指标池，简称指标池，指通过多种途径及方法收集某一特定领域中所有试验的结局指标，经过剔除重复后产生的指标集合。中医药临床试验结局指标池，是指关于某一病症或特定专科病种，在应用中医药相关干预措施的临床试验中被使用的结局指标的集合。

（二）指标池与COS研制的相关性

在确定选题的必要性、可行性之后，开展COS研究的基础是形成初始条目清单。初始条目清单应具有全面性、系统性、代表性、实用性和可靠性。因此，产生一份可靠的初始条目清单需要进行系统、全面的指标收集、筛选和规范化流程。指标池的构建为产生初始条目清单提供了重要的支撑，是COS研制的数据库来源基础（图3-7）。

（三）指标收集途径

建立指标池，需要收集当前可及的所有结局指标，包

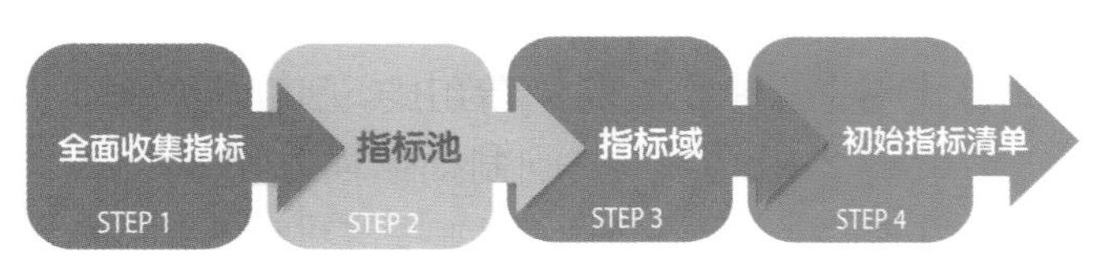

图3-7 指标处理流程

括已使用、正使用和未来将会使用的指标，从而保证指标的全面性、完整性和可信性。因当前信息传播技术的多样化，同一领域的指标会存在多种途径来源。不同途径的资料提供者及针对的目标人群各有不同，导致关注的结局指标存在差异。中医药临床试验指标虽然大部分会存在于已发表的临床研究中，但不同的利益相关群体关注的指标属性和需求也存在差异。因此，需要综合考虑指标的代表性，反映不同相关利益群体的需求，尽可能地从不同途径全面收集结局指标，才能保证指标池的科学性和全面性。

推荐通过检索文献数据库、临床研究注册库、医生问卷调查和患者问卷调查等4种途径，分别收集已发表文献研究中指标，注册试验方案中指标，医生和患者或其照护者关注的指标，用于构建指标池（图3-8、图3-9）。

（四）数据库检索

1. 数据库选择

（1）文献数据库：中文数据库包括中国知网（CNKI）、中国生物医学文献数据库（CBM）、万方（WanFang）、维普全文期刊数据库（VIP）等；英文数据库包括PubMed、Cochrane Library、EMbase和Web of Science等。根据研究需要，可增加其他数据库和其他语种的文献。可供补充检索的数据库包括中国中医药信息网数据库（CINTCM）、中医药循证研究证据库系统（EVDS）、OVID、EBSCOhost、Scopus等，必要时可对已发表的系统评价/Meta分析参考文献等进行补充检索。

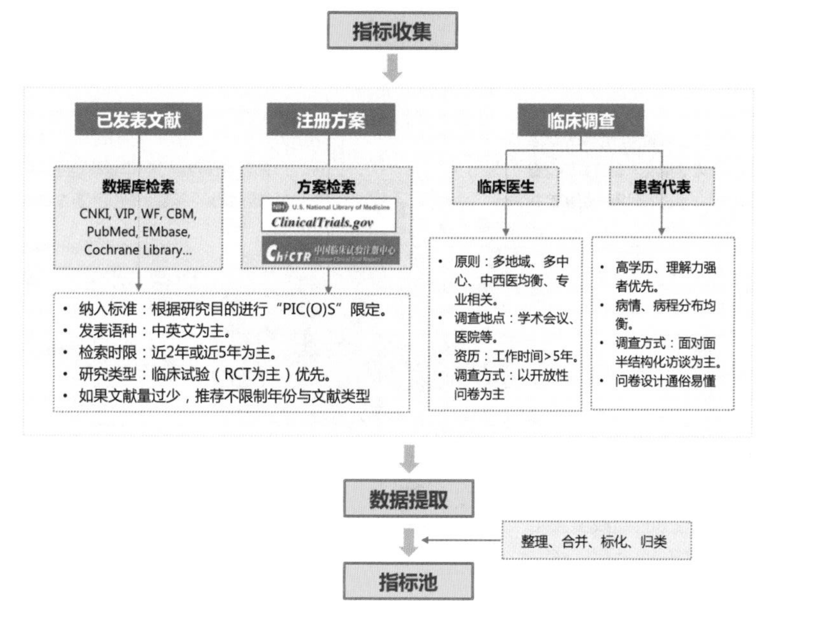
指标收集
已发表文献
数据库检索
CNKI, VIP, WF, CBM, PubMed, EMbase, Cochrane Library...
注册方案
方案检索
U.S. National Library of Medicine
ClinicalTrials.gov
ChiCTR 中国临床试验注册中心
临床调查
临床医生
患者代表
• 纳入标准：根据研究目的进行“PIC(O)S”限定。
• 发表语种：中英文为主。
• 检索时限：近2年或近5年为主。
• 研究类型：临床试验（RCT为主）优先。
• 如果文献量过少，推荐不限制年份与文献类型
• 原则：多地域、多中心、中西医均衡、专业相关。
• 调查地点：学术会议、医院等。
• 资历：工作时间>5年。
• 调查方式：以开放性问卷为主
• 高学历、理解力强者优先。
• 病情、病程分布均衡。
• 调查方式：面对面半结构化访谈为主。
• 问卷设计通俗易懂
数据提取
整理、合并、标化、归类
指标池

图3-8　指标池构建过程

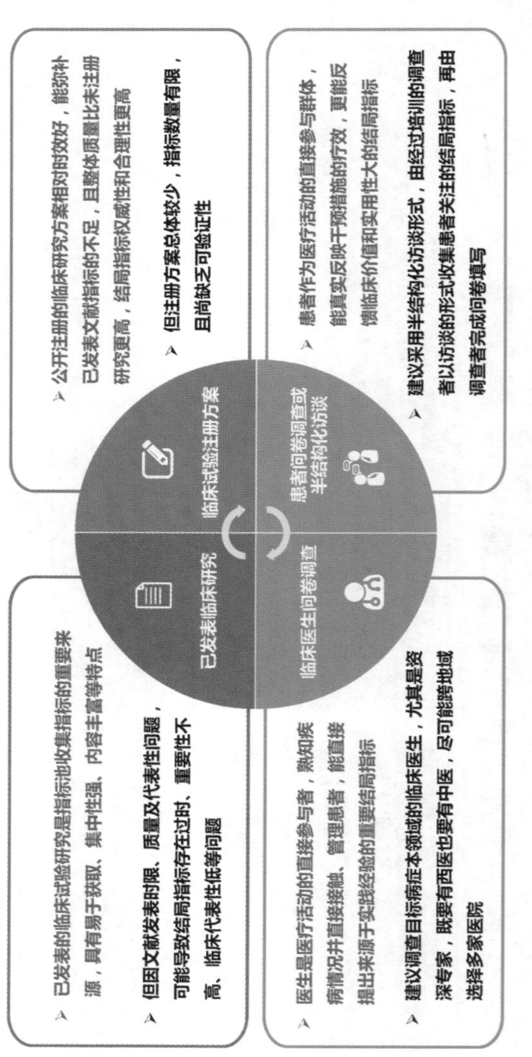

图3-9　指标主要收集来源的特点

（2）试验方案注册库：目前常用的临床研究方案注册平台有中国临床试验注册平台（http://www.chictr.org.cn）与美国临床试验数据库（clinical trials.gov）。其他临床试验注册平台可根据具体情况增加，如世界卫生组织国际临床试验注册平台（WHO ICTRP）、欧洲临床试验注册中心（EudraCT）、英国国立研究注册库（BNNR）、澳大利亚临床试验注册库（ACTR）、英国当前对照试验注册库（CCT）等。

2. 数据库检索策略

（1）已发表临床试验文献：以疾病或健康问题作为主题词进行预检索，根据获得文献量调整检索式和样本选择方案。若检索题录较多，可限定年份，或以近5年样本为主；研究类型可限定为随机对照临床试验（randomized controlled trial，RCT）。若检索题录较少，或为不常见疾病，推荐不限制年份及研究类型，扩大指标信息来源。

（2）已注册试验方案：以疾病为检索词进行检索，注册时间可不限制。

（五）数据提取

1. 提取表设计

执行小组预先设计提取表，推荐使用Access、EpiData、Excel等软件。提取信息包括纳入研究的基本信息、研究对象、干预措施和评价指标等4个方面，其中评价指标信息包括指标名称、测量方法、测量时点及数据类型（图3-10）。

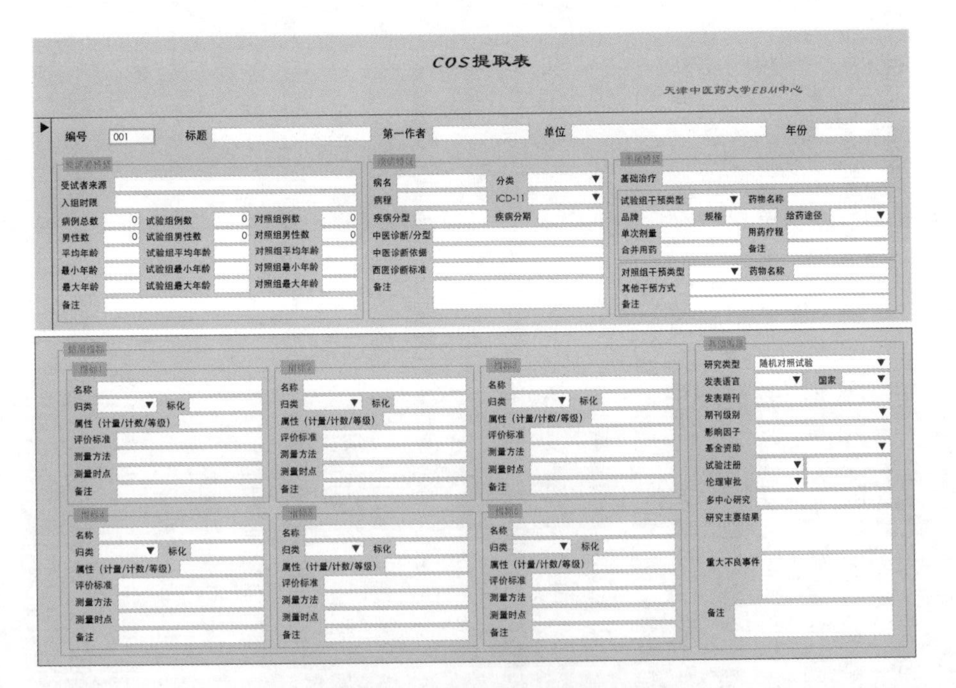

图3-10　指标提取表设计页面

2. 提取方法

数据提取重点注意以下4个方面。

（1）培训数据提取人员，进行双录入，并交叉核对，如有分歧则咨询第三方。

（2）提取信息需要完全遵循原文指标表达方式，保证原始数据库的真实性和可溯源性。

（3）提取表中需要设置备注项，随时记录特殊情况。

（4）做好提取过程的痕迹管理，数据改动需要记录。

（六）问卷调查

1. 调查对象

问卷调查对象是目标研究领域的专业医生及患者或其照护者。问卷调查的样本越大，收集的指标越全面，但需要权衡研究的可操作性和代表性。推荐选择跨地域、不同级别医院，医院数量建议在5家以上。

关于患者问卷调查，需要根据病症的不同选择不同调查场合。推荐选择诉情能力较强的患者群体，以保障高效沟通。

2. 调查信息

提前设计调查问卷，问卷内容包括调查对象的基本信息及指标信息。为提取到最重要临床指标，医生问卷可设置开放式填写，要求填写关键指标数量≤5个；患者问卷可提供引导式指标项目，便于患者理解参与。

3. 调查方法

问卷调查可以通过网站、手机、邮件和纸质材料等形式开展。纸质文件可以在医院（病房/门诊）或会场集中发放。

图3-11展示了稳定性心绞痛COS研制中医生和患者调查问卷。

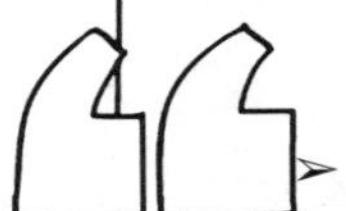

患者调查问题模版

- 在×××治疗中，您认为治疗的哪种效果最重要?
- 在您的×××管理、症状或日常生活中，哪类变化对帮助您确定治疗效果最重要?
- 关于您×××的治疗，您最担心的是什么，希望哪几个方面得到较好的改善?
- 关于您×××的治疗，哪方面的变化最让您觉得疾病好转了?

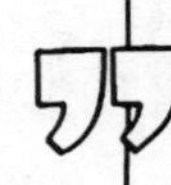

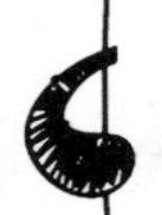

临床医生调查问题模版

- 根据您的临床经验，在×××治疗中，您认为评价疗效最重要的指标有哪些?
- 您认为对于×××患者管理、症状或日常生活，哪类评价指标对帮助您确定治疗效果最重要?
- 您认为×××患者的哪些指标需要得到关注和改善?

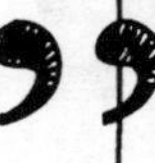

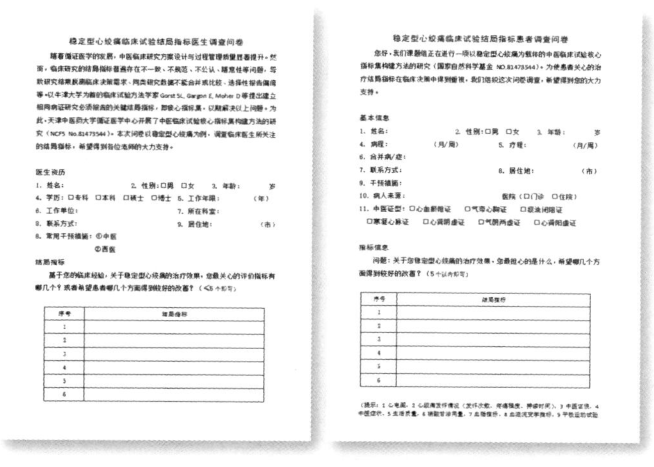

稳定型心绞痛临床试验结局指标医生调查问卷

随着循证医学的发展，中医临床研究方案设计与过程管理质量显著提升。然而，临床研究的结局指标普遍存在不一致、不规范、不公认、随意性等问题，导致研究结果脱离临床决策需求、同类研究数据不能合并或比较、选择性报告偏倚等。以牛津大学为首的临床试验方法学家Gorst SL, Gargon E, Moher D等提出建立相同病证研究必须报告的关键结局指标，即核心指标集，以期解决以上问题。为此，天津中医药大学循证医学中心开展了中医临床试验核心指标集构建方法的研究（NCFS No.81473544）。本次问卷以稳定型心绞痛为例，调查临床医生所关注的结局指标，希望得到各位老师的大力支持。

医生资历

1. 姓名：　　2. 性别：□男　□女　　3. 年龄：　　岁

4. 学历：□专科　□本科　□硕士　□博士　5. 工作年限：　　（年）

6. 工作单位：　　7. 所在科室：

8. 联系方式：　　9. 居住地：　　（市）

8. 常用干预措施：①中医

②西医

结局指标

基于您的临床经验，关于稳定型心绞痛的治疗效果，您最关心的评价指标有哪几个？或者希望患者哪几个方面得到较好的改善？（≤5个即可）

序号	结局指标
1	
2	
3	
4	
5	
6	

稳定型心绞痛临床试验结局指标患者调查问卷

您好，我们课题组正在进行一项以稳定型心绞痛为载体的中医临床试验核心指标集构建方法的研究（国家自然科学基金 NO.81473544）。为使患者关心的治疗结局指标在临床决策中得到重视，我们组织这次问卷调查，希望得到您的大力支持。

基本信息

1. 姓名：　　2. 性别：□男　□女　　3. 年龄：　　岁

4. 病程：　　（月/周）　　5. 疗程：　　（月/周）

6. 合并病/症：

7. 联系方式：　　8. 居住地：　　（市）

9. 干预措施：

10. 病人来源：　　医院（□门诊　□住院）

11. 中医证型：□心血瘀阻证　□气滞心胸证　□痰浊闭阻证　□寒凝心脉证　□心肾阴虚证　□气阴两虚证　□心肾阳虚证

指标信息

问题：关于您稳定型心绞痛的治疗效果，您最担心的是什么，希望哪几个方面得到较好的改善？（5个以内即可）

序号	结局指标
1	
2	
3	
4	
5	
6	

（提示：1 心电图，2 心绞痛发作情况（发作次数、疼痛强度、持续时间），3 中医证候，4 中医症状，5 生活质量，6 硝酸甘油用量，7 血脂指标，8 血液流变学指标，9 平板运动试验

图3-11　患者和医生调查问卷示例（稳定型心绞痛）

（七）指标整理

在指标池构建过程中，原始指标逐个提取之后，需要将相同涵义的指标归类分组。对评价指标分类整理时，最大的难点在于原始指标的不一致性和表达方法的多样性，这会给指标的合并及指标域的确定带来困难。基于此，在研究中可首先进行相似性排序，根据相似程度进行批次性合并。推荐运用树状图的方法展示指标合并过程，保证研究过程的可追溯性和表述的清晰度。指标整理宜参照以下处理流程（图3-12）。

1. 准备过程

将提取的指标导入Excel表进行整理，以结局指

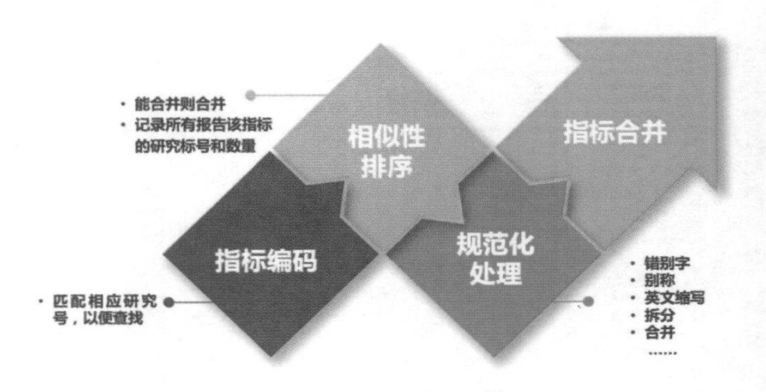

图 3-12 指标处理流程

标信息进行编号，并匹配相应的研究编号，方便查找溯源。

2. 整理过程

（1）进行相似性排序，将相同的指标去重，并记录所有报告该指标的研究编号和数量，记录每个指标的使用频次。

（2）将提取的原始结局指标进行规范化处理，使名称统一化、标准化。具体内容包括简称、别称、缩写、拆分、合并等，在保证原意不变的基础上进行规范化处理，将相同指标进行合并归类。为保证整理过程透明、条理清晰，推荐使用树状图。

（3）通过前两步的层层筛选，得到所有指标种类名称及频次。

五、确定指标域

指标池中的指标类型、指标属性、临床意义等各有不同。为了形成科学合理、规范实用、便于测量的核心指标集合，需要先确定指标域，将规范处理后的结局指标进一步分类整理，以便后续进行指标遴选。

（一）指标规范化处理

指标规范化处理是指将相同定义但不同表述形式的指标名词进行统一规范化表述。

1. 指标规范化参考标准

对指标进行规范化处理时，应参考国内外公认的、权威的医学临床术语标准。如：① 国际卫生术语标准开发组织（International Health Terminology Standards Development Organization，IHTSDO）制定的医学系统命名法——临床术语（Systematized Nomenclature of Medicine Clinical Terms，SNOMED CT）。② 临床实践指南：美国国立指南文库（NGC）临床实践指南、苏格兰校际指南网络（SIGN）临床实践指南等。③ 美国国立医学图书馆（National Library of Medicine，NLM）编制的医学主题词表（Medical Subject Headings，MeSH）。④ 中国中医科学院中医药信息研究所编制的中国中医药主题词表。⑤《中华人民共和国国家标准——中医临床诊疗术语》等。中医指标应优先参考相关国家标准或行业标准，避免因不规范的表述造成误解。

2. 指标规范方法

结合指标表达形式和内容，在保证原意不变的基础上，对错别字、别称、英文缩写、拆分、合并、明确具体指代意义等进行规范化处理，将相同指标进行合并归类。为保证整理过程清晰可追溯，推荐使用树状图、圆圈图、气泡图或括号图等，以下列举2例。

例一：对稳定型心绞痛已发表临床试验文献中的指标进行整理后形成的指标域分类，如图3-13。

例二：在构建新冠肺炎临床试验评价指标域过程中，对于指标池中的指标进行规范化、统一化处理，具体包括：① 在保证原意不变的情况下进行规范表述，如将“胸部炎症吸收情况”“肺炎胸片吸收情况”统一规范为“肺部影像学改变”。② 对同一指标不同表达方式进行合并，如将“发热持续时间”“体温异常时间”“体温恢复正常时间”“退热时间”“退热率”“无发热的比例”等发热相关指标统一归为“体温”。③ 将带有时间点的指标名称去掉时间，如将“入组后第14日患者呼吸道标本新型冠状病毒核酸转阴率”“第1周病毒转阴率”统一归为“病毒核酸转阴率”。④ 将多个指标组合的指标名称进行拆分，如将“临床症状评分”拆分为“临床症状评分—咳嗽”“临床症状评分—胸闷”等。⑤ 将缩写的指标统一规范为全称，如“QOL评分”规范为“生活质量评分”。

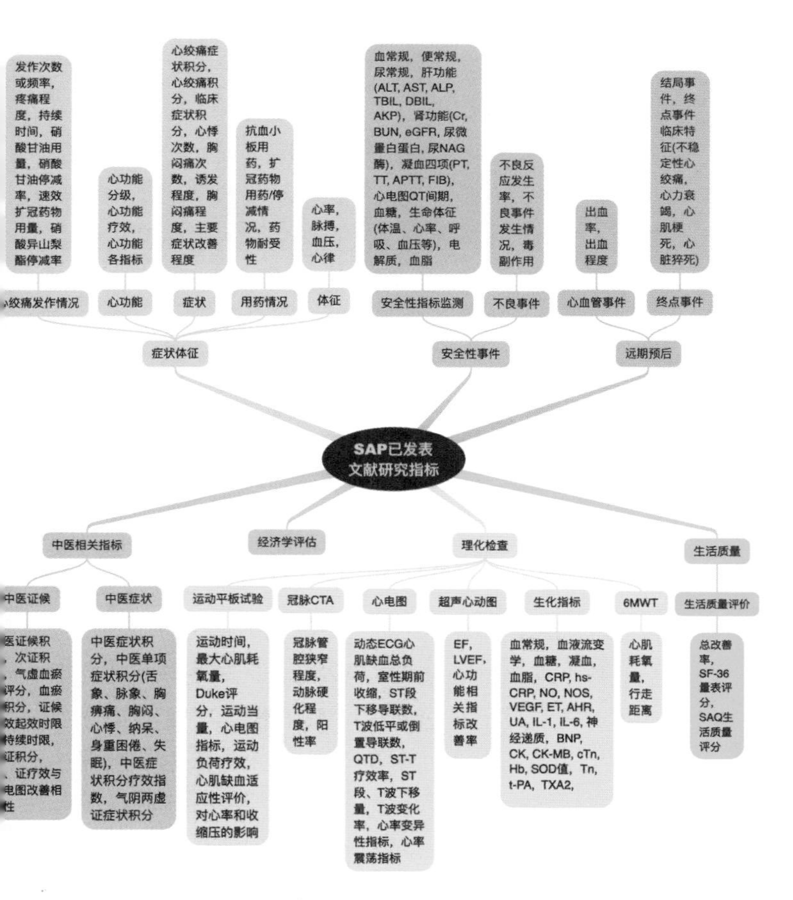

图3-13　稳定型心绞痛已发表临床试验文献中的结局指标分类（指标域）

（二）指标分类与指标域

系统总结已完成的COS研究中指标域的相关报告信息，发现广泛应用的指标域分类方法共分12类，被COMET工作组推荐应用，具体包括：① 死亡率（包含亚组）：研究与病症直接相关的因果死亡、死亡数量等。② 生理或病理情况（包含亚组）：疾病活动，如癌症复发、支气管气喘及体征变化等；血压、实验室检查结果、血管重建等。③ 感染新发及复发情况。④ 疼痛。⑤ 生活质量，即与病情相关的生活质量。⑥ 心理健康。⑦ 社会心理或社会行为。⑧ 功能状态或功能状态。⑨ 治疗的依从性或退出情况。⑩ 满意度，包括医生满意度和患者满意度等。⑪ 资源利用情况（卫生资源利用率），包含亚组，即医院、社区、额外治疗等。⑫ 不良反应（副作用），包含死亡、疼痛及其他未在预料之内的有害反应等。

中医临床研究指标不仅具有一般临床研究的共性，还具有中医独特性，如中医症状和证候评价指标。指标域分类过程中，可参照COMET推荐的12类指标类型进行归类，再根据指标的功能属性为依据。推荐按照7个指标域，即中医病证、症状/体征、理化检测、生活质量、远期预后、经济学评估和安全性事件，并将收集到的结局指标进一步分类整理，形成初始指标遴选条目清单。过程中应重视中医特色指标的表述和分类（图3-14）。

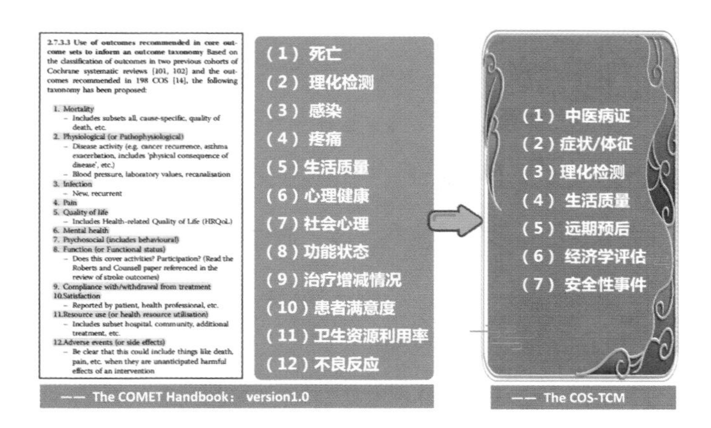

图3-14　COMET手册及COS-TCM推荐的指标域类型

六、选择利益相关群体

确定哪些指标为核心结局指标，需要经过不同利益相关群体层层筛选并最终达成共识。因此，在COS研制过程中利益群体的选择至关重要。遴选原则是专业相关性、构成均衡性和利益代表性。相关利益群体的代表性，决定了核心指标集的代表性。研究开始前不仅要明确选择哪几类群组、人员数量及层次，还要考虑可行性，防止因群体依从性不足或利益冲突，导致研究工作开展不畅或影响研究结果的可靠性。在COS研究数据统计阶段，参与者划分的群体不同，可能会使结局指标获得的共识程度不同，COS研究者需要在方案中加以明确（图3-15）。

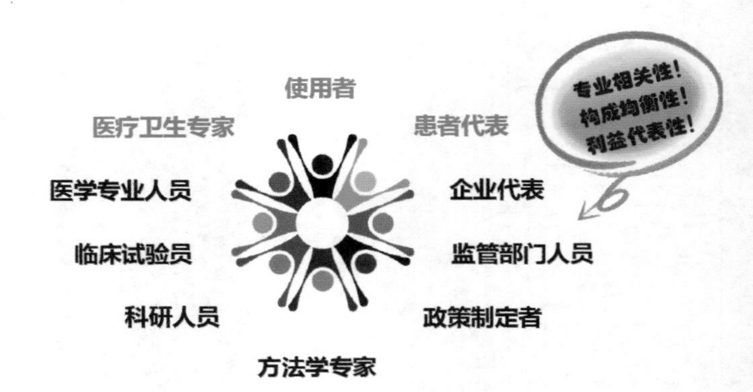

图3-15 利益相关群体的类别

（一）群体类型

在一项COS研究中，利益相关群体的类型和代表人数没有明确限制，目前研制完成的COS研究的利益相关群体种类多为5～6种，具体选哪几种，不同的研究之间会存在差异（图3-16）。原则上，指标涉及的利益相关群体均要纳入，而缺少某种利益群体造成的影响还没有明确结论，这与利益群体间的权重具有相关性。根据COS研制标准（COS-STAD）对利益相关群体的建议，使用者、医疗卫生专家及患者代表是必不可少的3个群体。COS-TCM研究中，建议除使用者、医疗卫生专家及患者代表3个群体参加外，还要特别注意方法学家、中医药期刊编辑等群体的参与。利益群体在不同阶段可能会有差异，应根据研究实际情况进行调整（表3-1）。

表 3-1　COS-TCM 研究中主要利益相关群体的组成及特点

群体类型	涵盖人员	优　势	建　议
使用者	研究或具体工作中可能会用到COS的人员	COS可以帮助他们在研究设计或制订政策时，快速找到临床重要指标，避免因指标过多而难以抉择或者误导政策	建议广泛选择与研究疾病及推广目标相关的COS研究者及使用者，包括临床医生、证据评价研究人员、管理部门人员等
医疗卫生专业人员	临床专家、从业医生以及具有与目标疾病实践经验的调查者	熟知疾病情况或直接接触、管理患者，能够提出一些来源于实践经验的重要结局指标	原则上专家影响力越大、专家所属地域覆盖越全，有利于更大程度地反映不同地区和学术群体的见解和问题，COS-TCM研究中建议同时具有中西医领域专业人员
患者代表	患者或其照护者	可以充分反应来自患者一方的诉求，有时候具有决定性意义	建议考虑其文化水平和教育背景，遴选积极性高、沟通理解能力较强、具有相关病痛经历的患者代表
方法学家	循证医学、临床研究方法学、统计学等领域专家	能够对COS研究的设计进行客观评估，并提出针对性的改进建议，尤其是在解决Delphi和共识过程的疑问方面提供方法学指导	建议同时具有中西医领域方法学专家
其他	期刊编辑、医药企业代表、媒体及相关学术组织成员	对于COS的推广、应用具有重要支持作用	具体根据研究实际情况进行调整

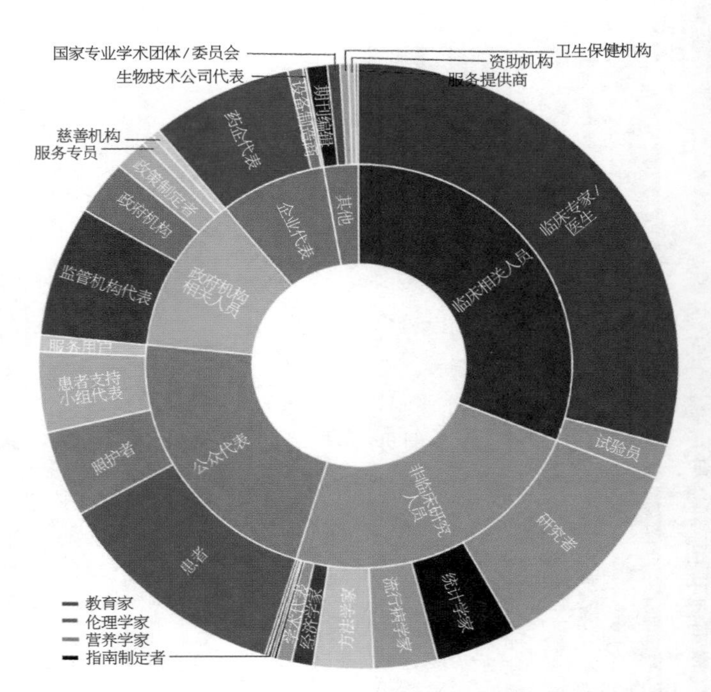

图3-16　已发布的COS研究中利益相关群体的种类和参与比例

此外，COS-TCM研制在利益相关群体选择方面，还应考虑参与者所属地域。因中医药相关研究大多集中于中国，而国际的调查实施较难执行，所以目前COS-TCM相关研究的利益相关群体多局限于国内。COS-TCM研究在利益相关群体选择方面应考虑扩大国际性共识度，高收入与中低收入国家的利益相关者对结局指标重要性的区别也值得探讨。但对于国外的利益相关人群仍需慎重筛选，应考虑中医师的临床经验与患者接受的中医药治疗情况等，避免利益相关者缺乏对中医指标的认识或不重视中医相关的结局指标，而影响指标的遴选和共识。

（二）样本量

利益相关群体代表人数（样本量）的设定，没有严格的数量限制。目前COS研究中利益相关群体参与者数量参差不齐，样本量跨度从十几到数千不等。原则上，利益相关群体的总样本量和各利益群体小组的单样本量越大越好，但要结合实践过程的可行性。开展COS-TCM研究时，样本量的确定需要基于2个方面：① 根据COMET工作组研制的质量较高的COS相关研究，在邀请利益相关群体时拟订样本量的经验。② 结合COS-TCM发展的现实条件，在可行性和科学性方面进行整体权衡。COS研究中的利益相关群体参与者数量，应根据参与环节和与COS的利益相关程度进行群体间比例平衡设置。

- 指标池形成阶段

医生和患者问卷调查，可以补充文献研究中临床重要性结局指标的纳入不足。实践数据分析发现，30个患者和60个医生可以满足补充指标池的需要。

- 德尔菲调查阶段

Delphi调查第1轮总邀请人数宜在100人以上，第2轮在50人以上。然而，为了保障研究的实用性，与结局指标相关性越大的群体，受邀的参与者数量会越多，而次要利益相关群体参与者的数量往往会少于主要利益相关群体。因临床医生、患者及其照护者、COS使用者这3个群体与COS相关性较大，与其他利益相关群体的样本量比例在2∶1 ～ 3∶1为宜。尤其是临床医生的数量应该比其他成员规模大，但注意群体内部中医和西医数量应保持均衡。

- 共识会议阶段

为保障会议的深度和广度，参会代表规模应在20名以上，但不宜过多，且临床专业代表不少于总参会人数的1/3。因参与者的层次（级别和领域专长）能够影响共识会的水平，在确定样本量的过程中也要关注代表的影响力。

（三）参与环节

根据COS-TCM的研制流程，需要吸纳不同利益相关群体参与的环节有4个：研究方案的设计、指标池构建阶段的半结构化访谈、Delphi调查研究、共识会议。从公开的COS研究方案发现，为了更好地吸纳不同利益相关者的观点，越来越多的COS方案设计过程开始邀请利益相关群体代表参与，并将其纳入工作组中，尤其是患者代表的参与更加需要重视。

其中，Delphi研究阶段参与代表人数最多。这一环节中为了更好地结合不同利益相关者的观点，需注意以下3点。

（1）应用单一同质小组的方法获得共识的指标，更有利于反馈该利益相关者群体的意见。

（2）异质性小组，当反馈和达成共识的标准是基于整体小组而非某个具体利益相关者群体时，需要对小组的组合进行仔细考虑和论证。若数据是在不考虑单独的利益相关者群体的情况下进行简单合并得到的，那么所得到的最终结果可能取决于参与的利益相关者的相对比例或不同群体的权重。

（3）在不同利益相关者意见存在分歧时，建议采用由不同的利益相关者组成的多个同质性小组设计进行解决，但要保留不同利益相关者群体的反馈意见。

患者参与COS-TCM研究的特殊性

（1）患者作为研究参与者，需要获得知情同意。确保让患者了解参与到COS研究的权利和义务。

（2）关于患者群体的抽样选择，需要重点关注具有与研究相关疾病管理经验的对象，可以忽略在年龄、性别、种族等方面的抽样偏倚。根据国外在纳入患者参与者的经验发现，通过患者组织可以快速有效地定位患有特定病症的患者，且回应率较高。鉴于目前缺乏患者相关组织，通常需要到医疗机构或社区进行访谈。

（3）患者的参与意愿较低，且在德尔菲调查过程中脱落明显。参与积极度高的患者，集中于治疗依从性强、文化水平和理解能力较高的群体。为加强患者在COS研制过程中的参与程度，可增加部分激励措施。

（4）在研究期间为患者提供便利条件参与研究。共识过程中，课题组成员需要帮助患者理解结局指标的含义，根据患者的认知能力、文化程度等进行适度调整，以便患者确定哪些指标对他们来说是最重要的。在解释指标的过程中，重点区分这些指标对他们影响的大小。整个过程要用朴实易懂的语言，便于患者理解。

（5）提供关于确定和评估特定患者人群的最佳方法。

七、Delphi调查

德尔菲（Delphi）法，又称专家调查法，是专家会议法的一种发展，以匿名方式通过数轮函询调查征求有关领域专家们的意见，综合整理后再匿名反馈给各位专家，再次征求意见，再集中，再反馈，直至得到一致的意见（图3-17）。Delphi调查是COS中共识环节的重要

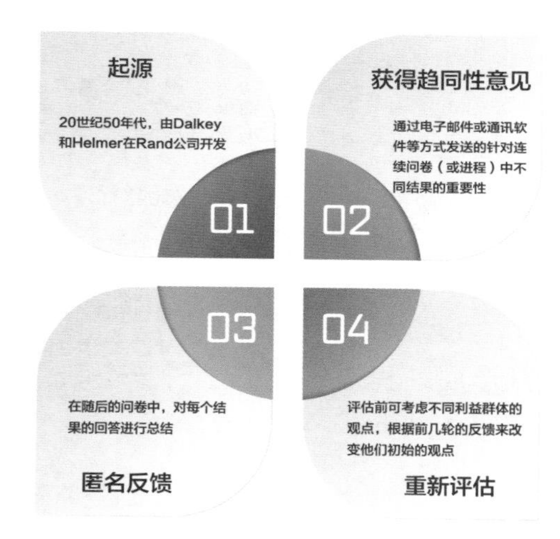

图3-17　Delphi调查

群体决策方法，COMET数据库中已发布或正在进行的COS研究中，85%的研究应用Delphi法。

（一）问卷条目设置

1. 问卷条目的来源

在制定用于Delphi问卷调查的初始指标条目清单时，需要注意指标池清单数量不宜过多。若指标清单过长（＞80个），需要进行缩减而不是直接用于问卷调查。原因有2点：一是问卷内容过长会导致应答率较低；二是指标不能取得共识，导致需要进行多轮问卷，影响研究效率。缩减指标池清单用于COS也需要规范操作，可在指导小组的建议下进行工作组内部表决，将

90%成员认为不必要进入问卷清单的指标池条目剔除。若指标池清单不长，可以在问卷条目清单及后期共识的过程中完整保留所有指标。从指标池到初始Delphi问卷条目形成过程需要详细记录并清晰报告（图3-18）。

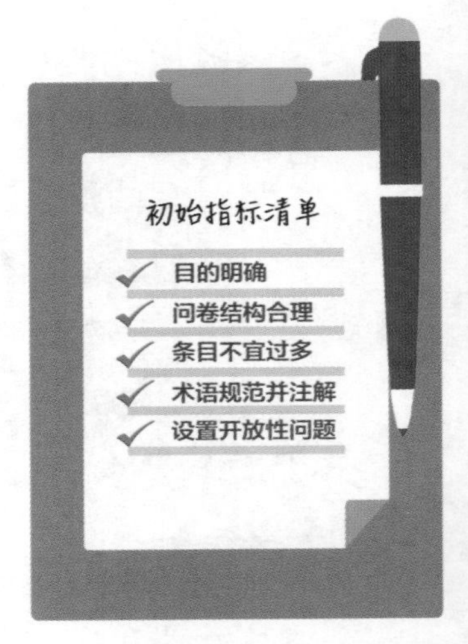

图3-18 初始指标清单注意事项

2. 问卷结构

Delphi问卷结构和一般问卷无明显差异。首先应该有简洁的说明，明确问卷调查的目的；问卷主体是各个指标条目及打分选项；增加开放性问题部分，用于补充新指标或提供反馈建议等。为了让问卷对象能够清楚了解研究目的，问卷说明中需要注重提示4个关键点：① 临床重要。② 国内外公认。③ 中医药疗效优势。④ 指标稳定且可测量。

3. 加强医学术语的可解释性

医学术语在专业化的基础上，可附加通俗化解释，保证不同知识背景，特别是患者代表能准确理解。在研究开始前，可借助临床实践对指标进行可理解性检测，不断收集反馈和理解偏差，从而对表述进行修改完善，必要时可以邀请语言专家参与问卷设计。对于西医专家，可将中医术语的解释转化为其擅长的西医语言。非专业用语表达优先于医学专业术语使用，可以提高问卷的可理解性，减少完成问卷的时间，提高研究效率。

4. 注重条目顺序的随机化

有研究表明，问卷中条目的固定排列顺序会出现“一致性效应”。甚至有一项COS研究发现，Delphi问卷条目顺序影响了其应答率和实际有效回应，从而影响了最终核心指标集的认可度。吸取以往经验，问卷条目顺序可进行随机化处理，但如果每一条目均随机化，则需要提前设计多个版本问卷，再随机发送给不同的参与者，会增加很多工作量，实施起来比较困难。鉴于此，Delphi问卷可产生3～4个条目顺序版本。当问卷中条目有好几个亚组时，为了方便起见可以优先调换大类别指标，其次是亚组内的具体指标。

5. 补充开放性问题

在COS-TCM研制过程中，利益相关群体认为重要的指标可能不能完全涵盖。问卷中增加开放性问题会提高问卷的适应性和科学性。基于参与者的阅读顺序影响，开放性问题的放置顺序可能会产生不同的作用。当COS研制者希望获得关键指标的时候，可以将补充问题放在问卷开头；当希望获得更详尽的指标遴选清单时，可以将补充问题放在问卷末尾（图3-19）。

"构建新冠肺炎康复期临床试验核心指标集"德尔菲调查问卷（第一轮）

尊敬的专家：

*您的姓名

*性别

*年龄段

*您的身份

*您的职称

*您所在的城市

*您的单位

*您的邮箱

问卷说明

维度一：呼吸功能

*分类1：症状评估

呼吸困难指数量表（mMRC）

Borg呼吸困难量表

圣乔治呼吸问卷（SGRQ）

莱斯特咳嗽问卷（LCQ）

视觉模拟评分（VAS）

*分类2：活动耐力评估

心肺运动试验（CPET）

六分钟步行试验（6MWT）

国际体力活动量表（IPAQ）

1分钟坐立测试（1STST）

*分类3：静态肺功能评估

肺功能检查（FEV1、FVC、FEV1/FVC、TLC、FEV1%pred等）

*分类4：肺部影像学

（部分内容省略）

您对此次问卷有什么建议？

"构建新冠肺炎康复期临床试验核心指标集"德尔菲问卷调查（第二轮）

尊敬的专家：

*您的姓名

*您的身份

问卷说明

维度一：呼吸功能

分类1：呼吸道症状评估

*呼吸困难指数量表（mMRC）

*Borg呼吸困难量表

分类2：活动耐力评估

*心肺运动试验（CPET）

（部分内容省略）

维度六：中医评价指标（第二轮增加指标条目）

*分类1：中医证候评估

*分类2：中医症状

您对此次问卷有什么建议？

图3-19　Delphi问卷示例（新冠肺炎康复期核心指标集）

（二）Delphi调查实施过程

1. 调查形式

问卷调查方法通常有电子邮件、电子问卷、纸质问卷、电话和当面调查等方式，电子邮件便捷高效，但不适合没有邮件、低学历、不关注网络的人，如老人和儿童。

“非定向”电子问卷调查易于扩散，如借助微信、QQ等社交工具中加载的小程序，但因每次调查人员针对性差，前后参与者不固定统一，不能判断回复率进行数据统计，只适合一轮调查，不适合多轮调查。快递可直接呈递纸质材料，比较直观，但费时且易丢失，大样本调查时成本高，实施难度大。电话快捷，但语音沟通不便于思考，只适合简短调查，不适合匿名性调查。面对面调查耗费人力，但易于随时沟通，帮助参与者对问卷条目进行理解。

综合不同方式的特点，目前COS-TCM研制中，Delphi调查主要以电子问卷为主，通过有网址链接的个性化移动端应用程序或电子邮件进行问卷调查。对患者代表群体可由工作组内临床专业成员对其进行面对面访谈调查，增加患者的依从性和可理解性。

2. 调查平台

目前，关于COS研究专门进行Delphi调查的软件或系统平台主要有2个：COMET工作组开发的Delphi Manager和ChiCOS开发的Delphi在线调查系统。

Delphi两大在线调查平台在录入问卷条目清单后均可自动生成问卷，并自动进行数据分析，节省时间，方便多轮调查。但Delphi Manager仅支持英文，且需付费使用，限制了其传播应用。ChiCOS数据库平台在智能化问卷制定并进行统计分析的基础上，克服了COS-TCM制定过程中各参与群体的语言障碍，并设立了相应的Delphi调查各相关利益群体专家库，可供COS研制者选择使用；COS研制者也可对专家库名单进行补充或共享，以方便其他COS研制者确定利益相关群体，节省研究时间。

此外，也可利用一些其他网络问卷调查网站如问卷网、微信问卷调查小程序等，但因不是专门针对Delphi调查研究的网站，可能会存在诸多不便。如不能做到每个问卷条目在多轮调查中的反馈性，且因数据分析不能智能化可能需要更多的时间等。

3. 调查轮次

Delphi调查应该至少进行2轮，即保证至少有1轮结果反馈。

在已完成的COS研究中，Delphi调查的次数一般在2～3轮，最多的为6轮。第1轮咨询主要目的是实现指标的聚焦，同时弥补可能存在的遗漏；第2轮进一步凝聚指标集中度，实现重要程度的基本分类。如果指标集中度不够，可以开展第3轮征询。

一般每一轮调查时间不少于10日，如果回答率较低，可进行邮件提醒，放宽调查时间；一轮结束后需要1～2周进行数据分析并安排下一轮问卷。调查的轮次受调查持续时间、成本和应答率影响（图3-20）。在大多数情况下，3轮调查足可以把各利益参与群体对条目初始清单的意见收集完成。如果担心核心指标达成共识较差，可先根据每一轮的调查结果剔除部分一致性评分最低的指标条目。

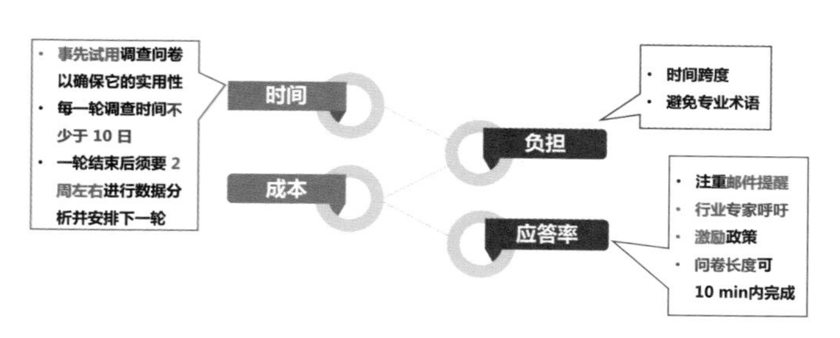

图3-20　影响Delphi轮次的可能因素

4. 指标遴选原则

为了让问卷参与者能够清楚了解研究目的，选出其认为最重要的结局指标，问卷中需明确说明指标遴选的原则。可从4个属性进行考虑，即临床重要性、指标公认性、能反映中医药疗效优势、指标稳定且可测量。

5. 信息回收

每一轮Delphi调查的应答，尽量要求2周内反馈。如果应答率较低，需要通过邮件、短信/微信、电话等进行提醒；应在2周内完成调查数据分析并安排下一轮问卷。每轮征询结束，分析参与者的积极系数，并适当调整调查问卷发放对象，以提高研究质量和效率。

（三）条目变动原则

不同轮次Delphi调查问卷中指标条目的数量不是一成不变的，可以增加和（或）删除。调查过程中，问卷参与者有补充其他重要条目的权利。这些补充指标在问卷回收后由工作组进行确认，若确实是一个重要的新指标，则可被纳入下一轮Delphi问卷调查中。

第1轮调查之后，若保留所有指标进入后续轮次的调查，可以让参与者根据完整的结果对指标进行优先排序。若舍弃一些指标，可能会使某些参与者重视的指标不能在以后Delphi调查中出现，妨碍参与者对保留的指标条目进行优先排序。因此，是否删除条目需要由第1轮Delphi问卷指标条目数量决定。在指标不多的情况下，可以保留所有条目。若第1轮Delphi问卷指标清单过长，可用预先确定的标准保留部分条目。若需舍弃一些指标，应该事先在研究方案中对剔除标准进行明确说明（图3–21）。

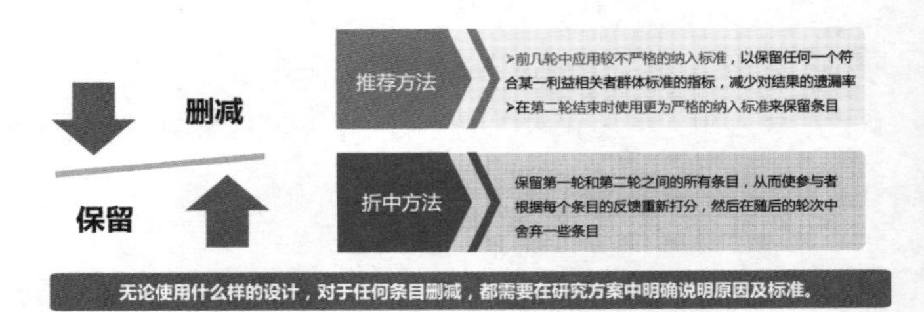

图3–21 不同轮次Delphi调查条目变动要点

（四）评分与反馈机制

1. 评分机制

对于Delphi调查条目评分，目前普遍采用9分的Likert量表对指标的重要性进行评分。每一个条目分值均设置为1～9分和“不确定”，从1到9重要程度依次递增：1～3分为“不重要”，4～6分为“重要但不关键”，7～9分为“关键”；如果参与者不能确定指标条目是否重要，可以选择“不确定”（图3-22）。

中医相关指标（1～3分表示不重要，4～6分表示重要但不关键，7～9分表示关键）（矩阵单选题*必答）

	1	2	3	4	5	6	7	8	9	不确定
中医证候积分	○	○	○	○	○	○	○	○	○	○
中医症状积分	○	○	○	○	○	○	○	○	○	○

图3-22　Likert量表评分示例

2. 反馈机制

Delphi调查法的一个特点是反馈性。第1轮调查结束后，对每个指标的打分情况进行总结并匿名反馈。参与者在参考他人意见的基础上，结合自己上一轮的评分重新评估每个指标。这种反馈机制给参与者提供了一个可以了解不同利益相关群体之间不同意见的机会，促进最终共识的达成。

反馈内容包括3个方面：① 参与者在上一轮中增加的新指标条目。② 所有参与群体每个指标条目的回复数量和分数分布情况，以及参与者自己的在上一轮的评分。③ 若参与者前后两次的评分变动过大，如参与者将分值从上一轮的“不关键”改为“关键”，或者从“关键”改为“不关键”，则要求注明更改理由。这对帮助工作组总结数据及分析影响因素有帮助。其中前两点是工作组提供给参与者的反馈，最后一点是参与者反馈给工作组的内容。

反馈的形式最好直观，方便解释和理解，展示过程中要考虑涉及参与利益群体，每个群体的理解能力可能会存在差异。推荐以图形方式提供每个指标的分数分布，保障信息传递清楚且便于理解（图3-23）。

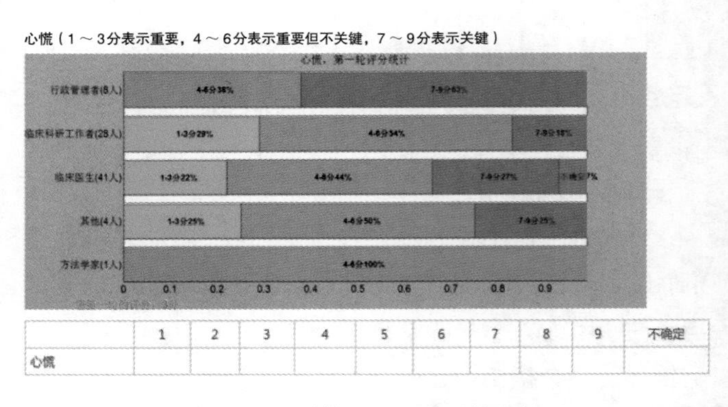

	1	2	3	4	5	6	7	8	9	不确定
心慌										

图3-23　后轮Delphi中反馈示例

（五）失访偏倚及丢失数据的控制

1. 应答率保证

Delphi调查下一轮的参与者是上一轮调查的完成者，轮次间若出现不应答，则会使最终完成调查的成员越来越少，导致失访偏倚。建议从以下方面提高应答率。

（1）调查的时段选在工作日期间，避免节假日，邮件发送日期避开下班时段，以增加知晓率。

（2）问卷条目清单不要过长，10 min以内可以评完为宜。

（3）整个调查时间跨度从第1轮开始到最后一轮结束不要太长，虽然多轮次调查会更加趋近共识，但会降低参与者依从性，以1～2个月为宜。

（4）调查中期查看应答率，通过邮件、短信、电话等方式提醒进度较慢的参与者，必要时适当延长问卷开放时间。

（5）在邀请参与者的初期，可以沟通参与群体，加强问卷回复积极性。

（6）针对患者，优先请其负责医生进行问卷调查，提高依从性。

2. 缺失数据

Delphi调查研究在统计数据的过程中，可能会出现数据缺失的情况。根据COS-STAR报告条目，COS研究在报告时需要说明缺失数据的管理办法。一般情况下，如果参与者问卷填写不完整或没有进行数据保存，会导致指标评分的缺失。这种情况下可尽量联系本份问卷的填写者进行数据补充；若联系不到但数据缺失不多，可以采用其上一轮填写数据代替；若缺失过多，也可直接将本份问卷废弃。在用COS研究专门的Delphi调查软件Delphi Manager或ChiCOS Delphi系统时，电子问卷均已设置了遗漏提醒，当问卷未全部完成时则不能进行提交，这样保证了问卷的完整性，能够有效避免问卷的数据不完整问题。

八、共识认定方法

通过Delphi调查确定COS的候选条目之后，需要不同参与群体的高级代表通过讨论达成共识，确定最终的COS。这一阶段是COS形成的重要环节，实施过程质量控制对COS的质量非常关键。在严格、无主观偏倚的条件下，形成共识，是决定COS方法学质量的主要因素。共识过程的设计和实施需要注意以下几点：① 在COS研制方案中，明确共识定义，避免因改变标准出现潜在偏倚。② 参会人员的选择过程中，首先确定参加共识会议的利益相关群体类型，再考虑不同利益群体的代表人数。③ 会议方案应该围绕COS的确定、核心指标的定义、应用方法及后期推广进行设计。

（一）共识定义的确定

在COS研制方案中，应对共识定义和方法进行设计和公开，以防止因更改COS研制方案，而导致偏倚。若采用过于宽松的共识标准则可能导致较多重要但不关键的指标进入；而采用过于严格的标准可能会漏掉某些关键的指标。因此，如何定义共识标准非常关键。目前在COS研究中应用最多的是根据指标评分结果中“关键”得分的百分比进行界定，多倾向选择70%或75%为分界点。例如，Kerry N L Avery等人将“达成共识”（COS中的结果）定义为70%或更多的参与者用Likert量表给出7～9分的评价。需要注意的是共识定义要在研究方案设计时明确规定，以避免因改变标准引入潜在偏倚。

目前，在中医药临床试验中普遍存在中医药特色指标使用不规范问题，而且使用频次也少。即使初始指标清单中存在，经1～2轮Delphi调查后，很少有中医特色指标进入共识会议，甚至零缺。这与研制COS-TCM的目标不符合。因此，对中医相关指标的共识标准和方法需要单独定义。如Delphi法调查或共识会议时选择的利益相关者可设定70%以上为中医药相关从业者或有一定中医药知识的参与者。

（二）参会成员

邀请完成Delphi调查的各利益群体优秀代表、指导小组成员、执行小组成员及未参加先前研究过程的各利益群体资深专家代表。保证每个群体均有代表参加，除患者外，需要考虑临床专家的专长、资历和学术影响力。

无论共识会议是单独举行还是联合举行，便利性都是非常重要的。对患者参与群体在会前和会中的支持也很重要，需要考虑患者群体的具体需求，使他们能够顺利地参与共识过程。对一些特殊疾病患者应考虑隐私性和场所的无障碍性等因素。除考虑患者参与群体的特殊性以外，还需要考虑专家在卫生领域的专长、级别和学术影响力。邀请资深临床专家尤其是同领域的院士、博导、主任医师等，能够保证共识会的水平，解决意见分歧，并利于后期学术推广。若某个群体的代表不能参加，需要让来自相同利益相关群体的其他人来代替（图3–24）。

利益相关者群体
间保持平衡
尽可能增加
资深专家数量
中西医临床专家
保持平衡
患者代表必需有
试验者、系统评价员
及指南制定者等 COS
使用者之间保持平衡
地域分布合理

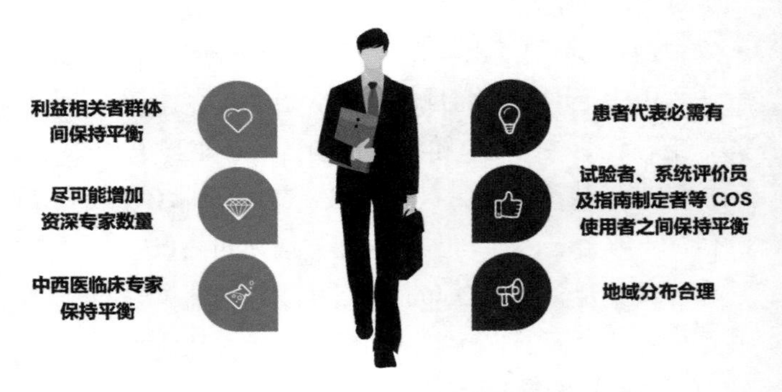

图3–24 共识会议参与者选择原则

患者作为主要利益相关群体，共识会应邀请患者代表一起参与，让患者充分表达观点。在共识会议中，让患者能够充分参与其中，需要关注术语的通俗化问题，以方便患者理解。一些COS

开发者建议应该分别举行患者组和专业人士的面对面共识会议，以便不受其他组别的影响来听取患者们的观点。而有些COS研究把患者和专业人员聚集在一起，来讨论Delphi调查中提供的证据，并提出有关COS的建议。究竟采用什么方式需要在共识方案中充分说明。

（三）会议形式

COS研究共识会议普遍采取面对面研讨会形式，一般举行一次，少数举行2～3次。举行多次会议的原因是将会议分专业组和非专业组，患者作为非专业组单独举行会议，可以减少其他群体干扰。但这种会议形式的缺点是不利于及时、有效沟通，解决问题，还会增加研究负担。

结合前期研究经验，推荐COS-TCM共识会采取面对面的形式。若参会者无特殊要求则以大多数参与者工作或居住地交通距离较短为宜。会议场次推荐开一场。将患者和其他利益群体集中在一起。会中要注意使用通俗语言交流，照顾患者群体的理解能力。

（四）会议流程

会议过程中应充分发挥主持人的作用。主持人往往是课题负责人，负责2个方面内容：① 对会议的流程安排做引导，保证会议的高效进行。② 确保共识过程中各个参与方都能正确理解，解决过程中参与者疑惑，优化指标的描述语言，令会议内容通俗易懂。在讨论阶段若遇到分歧，采用名义小组法，关注本领域资深专家的建议。具体执行步骤如下（图3-25）。

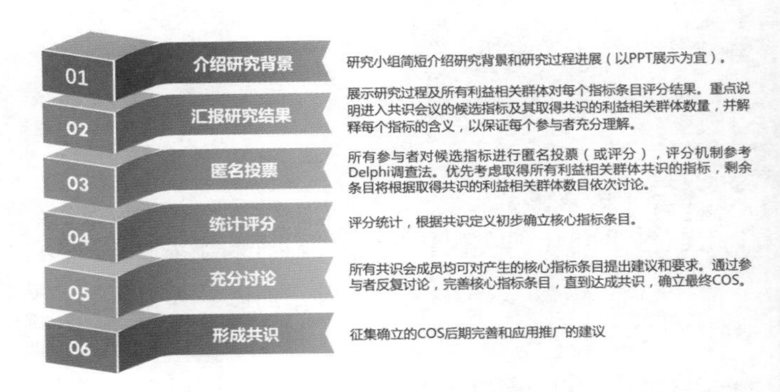

图3-25　共识会议流程

九、成果报告及推广

COS研究完成后，重点在推广应用和成效评估。此外，随着指标应用反馈，结合新指标、新测量方法的产生，COS也需要不断完善更新。

（一）发表COS研究成果

COS作为最小的、最重要的指标集合，一般仅包含数个核心指标。需要对这些指标进行规范化描述。推荐以论文形式发表研究成果，保证COS研究报告的透明度和完整性，最好匹配一份应用说明文档以便使用者理解应用。

COMET工作组于2016年发布了核心指标集报告规范（COS-STAR），旨在提高COS研究的报告质量与透明性，适用于指导有效性试验、系统评价或日常护理等COS研究的制定（详见附录）。COMET工作组同时制定了更详细的解释性文件（Explanation and Elaboration）。

（二）推广应用COS研究成果

1. 扩大宣传，提高成果影响力

借助专业化学术组织、大学、科研院所等多个平台，定期开展培训会，宣传研制的COS，扩大认知和应用。同时，可以结合网站或微信平台、参加学术活动等形式，进行宣传推广，扩大学术影响。

2. 研制标准，增加行业认可度

组织同行专家，研制行业或团体标准，进一步扩大成果的公认度。通过与学术团体、药品监管部门或医保机构沟通，让COS在管理决策实践中得到应用。

3. 评价应用效果，及时更新完善

在COS应用过程中，开展实用性、应用范围和应用效果等方面的评价，为持续改进提供依据和指导。

决定是否启动更新，要考虑3个方面的因素：① 产生了新的评价指标。② 指标测量有更便捷准确的测量工具。③ 对健康问题的检测有新的认识和评估体系。

第四章

中医药临床试验核心指标集研究案例

一、新型冠状病毒肺炎临床试验核心指标集研制

（一）研究选题

自新型冠状病毒肺炎（COVID-19）疫情暴发以来，已有数百个临床试验方案完成注册，且部分临床试验已经开始实施招募患者。截至2020年2月20日，在www.chictr.org.cn和clinicaltrials.gov注册平台已有228个COVID-19临床试验完成注册。

然而，这些已经注册的临床试验方案，尤其是方案中涉及的结局指标尚存在一些不足，如大部分的结局指标名称使用不规范，类似研究间结局指标的同质性差、缺乏临床重要性，指标的测量时点不清等。因此，需要构建COVID-19临床试验核心指标集（COS-COVID）。

（二）研究注册及方案

研究计划在COMET网站（https://www.comet-initiative. org/Studies/Details/1523）与中国核心指标集研究中心网站（http://chicos.org.cn/#/consultative/notice/

375563470464090 1120）发布（图4-1）。

（三）成立工作组

为了保证COS-COVID研究实施的质量和效率，课题组前期成立了一个包含不同利益相关群体的指导小组，小组成员包括西医学、中医学、循证医学、临床药理学、统计学领域专家和医学期刊编辑，共20名。专家的选择考虑了相关专业、认知度和地域代表性等，其中，医学专家代表均为具有COVID-19诊治经验的呼吸科及危重症医学专家。

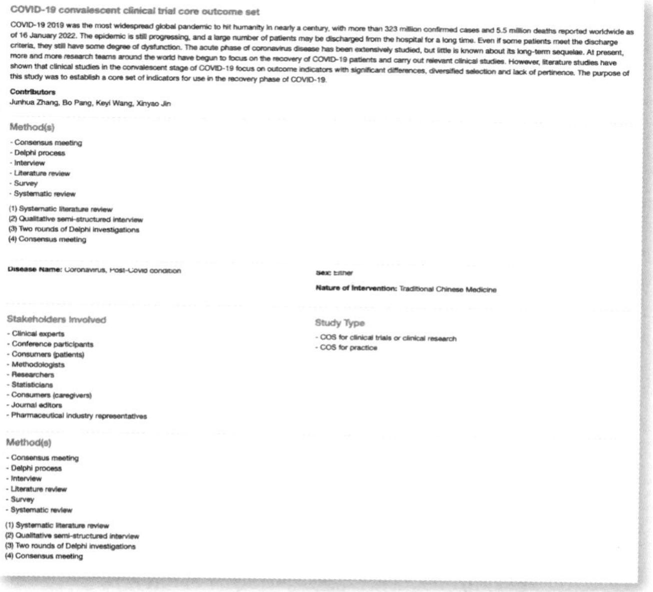

COVID-19 convalescent clinical trial core outcome set

COVID-19 2019 was the most widespread global pandemic to hit humanity in nearly a century, with more than 323 million confirmed cases and 5.5 million deaths reported worldwide as of 16 January 2022. The epidemic is still progressing, and a large number of patients may be discharged from the hospital for a long time. Even if some patients meet the discharge criteria, they still have some degree of dysfunction. The acute phase of coronavirus disease has been extensively studied, but little is known about its long-term sequelae. At present, more and more research teams around the world have begun to focus on the recovery of COVID-19 patients and carry out relevant clinical studies. However, literature studies have shown that clinical studies in the convalescent stage of COVID-19 focus on outcome indicators with significant differences, diversified selection and lack of pertinence. The purpose of this study was to establish a core set of indicators for use in the recovery phase of COVID-19.

Contributors

Junhua Zhang, Bo Pang, Keyi Wang, Xinyao Jin

Method(s)

- Consensus meeting
- Delphi process
- Interview
- Literature review
- Survey
- Systematic review

(1) Systematic literature review
(2) Qualitative semi-structured interview
(3) Two rounds of Delphi investigations
(4) Consensus meeting

Disease Name: Coronavirus, Post-Covid condition

Sex: Either

Nature of Intervention: Traditional Chinese Medicine

Stakeholders Involved

- Clinical experts
- Conference participants
- Consumers (patients)
- Methodologists
- Researchers
- Statisticians
- Consumers (caregivers)
- Journal editors
- Pharmaceutical industry representatives

Study Type

- COS for clinical trials or clinical research
- COS for practice

Method(s)

- Consensus meeting
- Delphi process
- Interview
- Literature review
- Survey
- Systematic review

(1) Systematic literature review
(2) Qualitative semi-structured interview
(3) Two rounds of Delphi investigations
(4) Consensus meeting

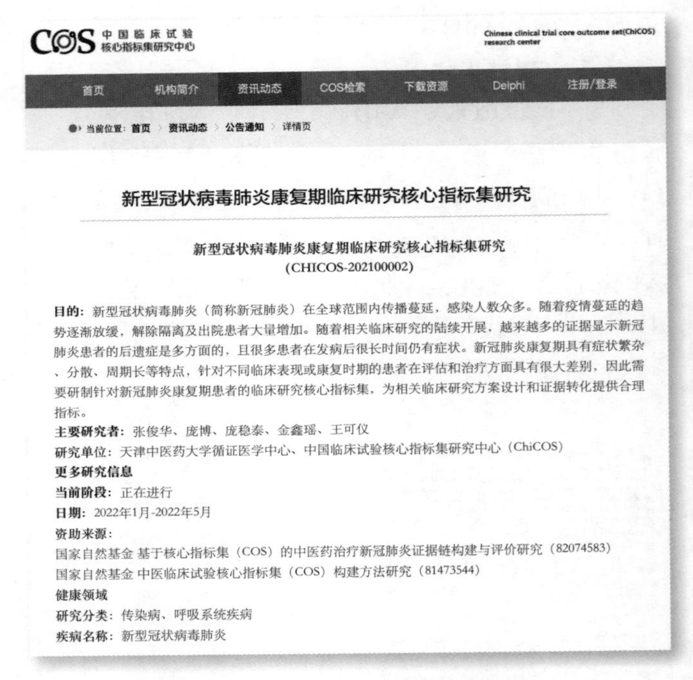

新型冠状病毒肺炎康复期临床研究核心指标集研究

新型冠状病毒肺炎康复期临床研究核心指标集研究
(CHICOS-202100002)

目的： 新型冠状病毒肺炎（简称新冠肺炎）在全球范围内传播蔓延，感染人数众多。随着疫情蔓延的趋势逐渐放缓，解除隔离及出院患者大量增加。随着相关临床研究的陆续开展，越来越多的证据显示新冠肺炎患者的后遗症是多方面的，且很多患者在发病后很长时间仍有症状。新冠肺炎康复期具有症状繁杂、分散、周期长等特点，针对不同临床表现或康复时期的患者在评估和治疗方面具有很大差别，因此需要研制针对新冠肺炎康复期患者的临床研究核心指标集，为相关临床研究方案设计和证据转化提供合理指标。
主要研究者： 张俊华、庞博、庞稳泰、金鑫瑶、王可仪
研究单位： 天津中医药大学循证医学中心、中国临床试验核心指标集研究中心（ChiCOS）
更多研究信息
当前阶段： 正在进行
日期： 2022年1月-2022年5月
资助来源：
国家自然基金 基于核心指标集（COS）的中医药治疗新冠肺炎证据链构建与评价研究（82074583）
国家自然基金 中医临床试验核心指标集（COS）构建方法研究（81473544）
健康领域
研究分类： 传染病、呼吸系统疾病
疾病名称： 新型冠状病毒肺炎

图4-1　COS-COVID研究注册信息页面

（四）构建指标池

计算机检索2019年12月1日至2020年2月12日间在www.chictr.org.cn和clinicaltrials.gov临床试验注册平台中已完成注册的COVID-19临床试验方案。共获得COVID-19临床试验注册方案107项，最终78项纳入研究（图4-2）。对纳入方案中涉及的结局指标进行整理合并，得到259个结局指标，共计使用596次。

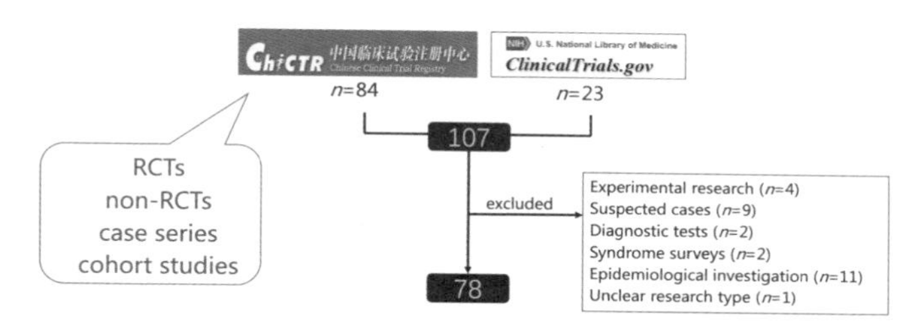

图4-2　COS-COVID研究文献检索流程

（五）确定指标域

将提取的指标信息进行相似性排序，去除重复的指标，对不规范表述的指标进行标准化处理，对同义指标进行合并。最终得到132个结局指标，归属8个指标域（临床症状、理化检查、病原学检测、生活质量、重大事件、疾病转归、安全性指标、中医指标）（图4-3）。专家组对每个指标域的指标进行投票决定是否纳入，最终经过讨论共识形成用于Delphi调查的初始指标清单，涵盖了COVID-19轻型、普通型、重型、危重型和康复期5个疾病分型，包括58个指标（表4-1）。

（六）选择利益相关群体

为了保证共识过程的效率和质量，本研究邀请了呼吸医学、重症医学、中医、循证医学、医学管理和期刊编辑等领域代表参加Delphi调查。考虑到地域的均衡性，参与调查的专家主要来自中国武汉、天津、北京、江苏、广东、上海、河南、四川以及意大利、韩国、英国和美国。所有参与者均知情并同意参与本调查。

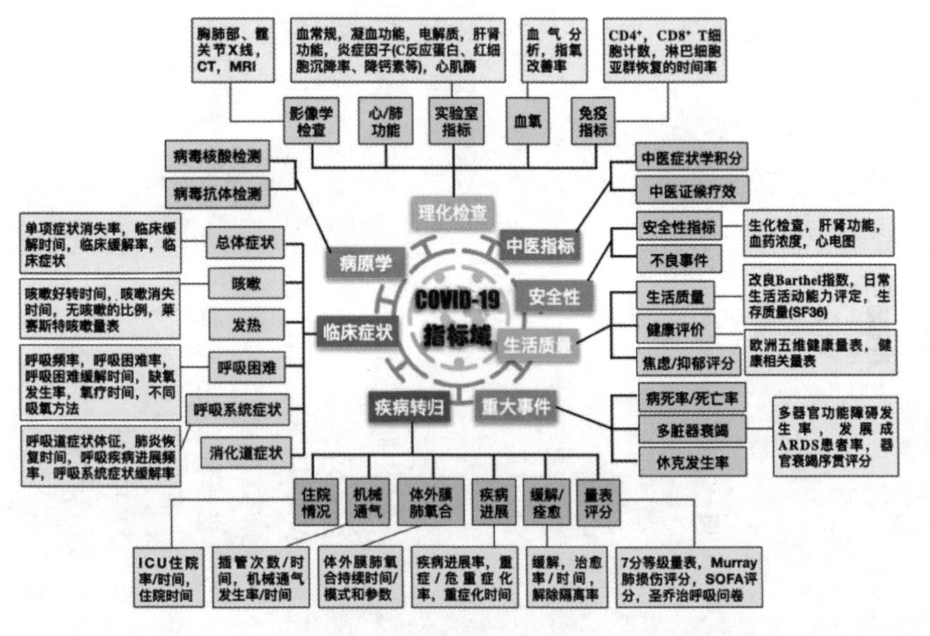

图4-3　COS-COVID指标域

表 4-1　COS-COVID 用于 Delphi 调查的初始指标清单

分型（数量）	结局指标
轻型（17个）	体温复常时间；咳嗽消失时间；呼吸困难消失时间；消化道症状消失时间；TTCI；胸部X线；胸部CT；血常规；C反应蛋白；降钙素原；炎性细胞因子；淋巴细胞计数；D-二聚体；病毒核酸检测转阴时间；出院率（符合出院标准）；住院时间（日）；中医症状积分
普通型（33个）	体温复常时间；咳嗽消失时间；咳嗽好转时间；呼吸困难消失时间；呼吸系统症状缓解率；消化道症状消失时间；TTCI；胸部X线检查；胸部CT；心肌酶谱；血常规；C反应蛋白；红细胞沉降率；降钙素原；炎性细胞因子；血气分析；血氧饱和度；PaO_2/FiO_2；淋巴细胞计数；$CD4^+$、$CD8^+T$细胞计数；D-二聚体；凝血常规；全因死亡率；MODS发生率；出院率（符合出院标准）；病毒核酸检测转阴时间；出院时间；重型/危重型化率；ICU入住率；机械通气时间（日）/频次；氧疗时间（日）；中医证候疗效；中医症状积分
重型（35个）	体温复常时间；呼吸频率；氧疗时间（日）；临床缓解率（转为普通型或者痊愈）；TTCI；胸部CT；血常规；C反应蛋白；红细胞沉降率；降钙素原；炎性细胞因子；血气分析；血氧饱和度；PaO_2/FiO_2；淋巴细胞计数；$CD4^+$、$CD8^+T$细胞计数；D-二聚体；凝血常规；心肌酶谱；病毒核酸检测转阴时间；全因死亡率；MODS发生率；休克发生率；出院时间；DIC评分；危重型化率；ICU入住率；住院时间（日）；机械通气频次；机械通气时间（日）；ECMO持续时间（日）；NEWS2评分；CURB-65评分；PSI评分；中医证候疗效

（续表）

分型（数量）	结局指标
危重型（22个）	体温复常时间；临床症状缓解率；TTCI；炎性细胞因子；血气分析；血氧饱和度；PaO_2/FiO_2；淋巴细胞计数；$CD4^+$、$CD8^+$T细胞计数；凝血常规；病毒核酸检测；MODS发生率；休克发生率；全因死亡率；ICU住院时间（日）；住院时间（日）；临床缓解率（转为普通型或恢复）；机械通气时间（日）；ECMO持续时间（日）；APACHE Ⅱ评分；CURB-65评分；PSI评分
康复期（6个）	胸部X线检查；胸部CT；肺功能；SF-36量表评分；间质性肺炎发生率；其他后遗症发生率

注：APACHE (acute physiology and chronic health evaluation)：急性生理与慢性健康评分；CURB-65 (confusion, uremia, respiratory rate, blood pressure, age ≥ 65 years)：英国胸科协会改良肺炎评分；DIC (disseminated intravascular coagulation)：弥漫性血管内凝血；ECMO (extracorporeal membrane oxygenation)：体外肺膜氧合；MODS (multiple organ dysfunction syndrome)：多器官功能障碍；NEWS (national early warning score)：英国国家早期预警评分；PSI (pneumonia severity index)：肺炎严重指数；SF-36 (the medical outcome study 36-item short-form health survey)：健康调查简表；TTCI (time to clinical improvement)：临床改善时间。

（七）Delphi调查

本研究共进行2轮Delphi共识，采用电子调查问卷形式完成。调查问卷主要包括2项内容：① 对每个指标进行重要性评分。② 推荐需要增加的指标。每轮Delphi调查反馈数据统计后，均进行专家会议对结果进行讨论，确认是否有需要增加或剔除的指标（图4-4）。评分机制采用Likert 9分量表进行指标重要性评分。最终

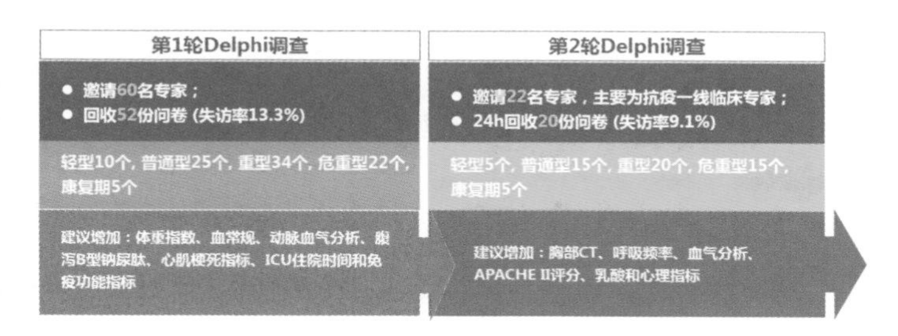

图4-4　COS-COVID两轮Delphi调查结果

形成的共识会议指标清单包括：轻型4个指标，普通型8个指标，重型16个指标，危重型12个指标，康复期4个指标（表4-2）。

（八）共识会议

邀请完成两轮Delphi调查的各利益群体优秀代表、临床资深专家代表和指导小组成员参加线上共识会议。如果某个指标取得了至少75%投票的“关键”评分（7～9分）支持，则认为达成共识，该指标将被推荐到最终的COS。

共识会议主要包括以下5项议程：① 报告COS-COVID的研究方法。② 报告2轮Delphi调查的结果。③ 提出需要讨论的重点内容。④ 参会者对候选核心指标进行充分讨论。⑤ 在讨论基础上对指标进行投票表决，再经讨论达成共识，形成COS-COVID（表4-3）。

表 4-2　COS-COVID 用于共识会的指标清单

分型（数量）	结局指标
轻型（4个）	体温复常（率/时间）；临床症状缓解（率/时间/评分）；淋巴细胞（计数/比例）；病毒核酸检测转阴（率/时间）
普通型（8个）	复合事件发生率（ICU住院、MODS、休克、死亡、重型或者危重型化）；住院时间（日）；病毒核酸检测转阴（率/时间）；胸部CT；血氧饱和度；PaO_2/FiO_2；临床症状缓解（率/时间/评分）；体温复常（率/时间）
重型（16个）	全因死亡率；住院时间（日）；复合事件发生率（ICU住院、MODS、休克、死亡、危重型化）；病毒核酸检测转阴（率/时间）；淋巴细胞（计数/比率）；免疫功能指标；机械通气（频次/率/时间）；血氧饱和度；PaO_2/FiO_2；PSI评分；SOFA评分；胸部CT；临床症状缓解（率/时间/评分）；体温复常（率/时间）；呼吸频率；APACHE Ⅱ评分
危重型（12个）	全因死亡率；休克发生率；ICU住院时间（日）；住院时间（日）；血氧饱和度；PaO_2/FiO_2；机械通气时间（日）；APACHE Ⅱ评分；PSI评分；SOFA评分；病毒核酸检测转阴（率/时间）；体温复常（率/时间）
康复期（4个）	胸部CT；肺功能；SF-36量表评分；后遗症发生率

表 4-3　COVID-19 临床试验核心指标集（COS-COVID）

分型（数量）	核心结局指标
轻型（1个）	病毒核酸检测转阴时间（日）#1
普通型（4个）	住院时间（日）#2 复合事件发生率（重型化、危重型化、全因死亡）#3 临床症状积分 #4 病毒核酸检测转阴时间（日）
重型（5个）	复合事件发生率（危重型化、全因死亡） 住院时间（日） PaO_2/FiO_2 机械通气时间（日） 病毒核酸检测转阴时间（日）
危重型（1个）	全因死亡率
康复期（1个）	肺功能

注：#1. 病毒核酸检测转阴：连续2次痰、鼻咽拭子等呼吸道标本核酸检测阴性（采样时间至少间隔24 h）。

#2. 出院标准：① 体温恢复正常3日以上。② 呼吸道症状明显好转。③ 肺部影像学显示急性渗出性病变明显改善。④ 连续2次痰、鼻咽拭子等呼吸道标本核酸检测阴性（采样时间至少间隔24 h）。

#3. 重型（符合下列任何1条）：① 出现气促，RR ≥ 30次/min。② 静息状态下，指氧饱和度≤93%。③ 动脉血氧分压（PaO_2）/吸氧浓度（FiO_2）≤ 300 mm Hg（1 mmHg=0.133 kPa），高海拔（海拔超过1 000 m）地区应根据以下公式对PaO_2/FiO_2进行校正：PaO_2/FiO_2 ×［大气压（mmHg）/760］。④ 肺部影像学显示24 ～ 48 h内病灶明显进展＞50%者按重型管理。

#4. 临床症状积分：对发热、咳嗽、乏力、气短、腹泻、体痛等6种常见且重要的临床症状进行总分，每一项评分为0分（无）、1分（轻度）、2分（中度）、3分（显著性）。

（九）成果报告与推广

本研究为新冠肺炎暴发后研究团队与抗疫一线专家开展的应急研究，制定了全球首个新冠肺炎临床研究核心结局指标集（COS-COVID），并得到了国内外专家的高度认可。COS-COVID根据新冠肺炎病情分类，从轻型、普通型、重型、危重型、康复期等5个层次分别遴选核心指标。COS-COVID不仅适用于临床研究，也适用于系统评价/Meta分析、临床实践指南和其他关于新冠肺炎证据评价以及临床决策的研究。

研究相关报告：

- Core Outcome Set for Clinical Trials on Coronavirus Disease 2019 (COS-COVID)［J］.Engineering (Beijing) 2020, 6 (10): 1147–1152.
- 新型冠状病毒肺炎临床试验评价指标及相关问题［J］. 天津中医药, 2020, 37(10): 1109–1113.
- 新冠肺炎临床评价核心指标集比较分析[J]. 世界科学技术—中医药现代化, 2021, 23(8): 2587–2592.

二、稳定型心绞痛中医药临床试验核心指标集研制

（一）研究选题

中医药防治稳定型心绞痛（stable angina pectoris,

SAP）的疗效优势已得到广泛认可，然而相关原始研究中采用的临床指标普遍存在差异性大、不规范、不实用等问题，特别是指标名称表述不规范问题尤为突出。本研究基于文献回顾调查、临床试验注册库检索及临床医生和患者问卷调查，形成SAP临床研究指标池，通过专家共识方法构建SAP中医临床试验核心指标集（SAP-COS-TCM）（图4–5）。研究者可在相关临床研究、系统评价/Meta分析、临床实践指南及相关证据评价和临床决策研究过程中参考本研究结果。

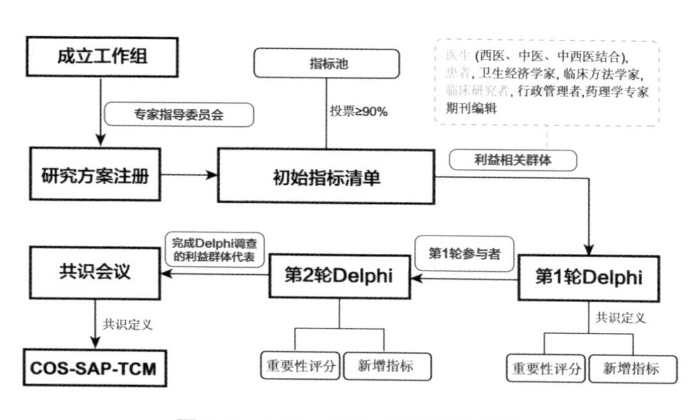

图4–5 SAP-COS-TCM研究流程

（二）研究注册与方案

本研究于2012年在COMET数据库进行了注册（https://www.comet-initiative.org/Studies/Details/391）（图4–6）。

Core outcome set for stable angina pectoris in traditional Chinese medicine (COS-SAP-TCM)

Angina pectoris was a condition due to the imbalance between the demand and consumption of myocardial oxygen. Its prevalence increases with age in both sexes, from 2% to 5% in men aged 45 to 54 years, to 11% to 20% in those aged 65 to 74 years. Angina causes an important limitation of everyday activities and impairs quality of life. Currently, nitrates, beta-blockers, ACEI and ARB have been the mainstay of medical therapy of SAP. Platelet antagonists are also commonly used drugs. Traditional Chinese Medicines are commonly used for treating SAP in China. However, there is still lack of hard evidence due to the methodological problems, especially lack of objective and acknowledged outcome measures. Developing core outcome set for clinical trials of Traditional Chinese Medicine is necessary and urgent task. This research aims to establish a core outcome set for clinical trials of SAP in traditional Chinese medicine.

Contributors

Zhang, Mingyan; Zhang, Junhua; Chua, Hui Zi; Feng, Rui; Lu, Meijuan; Tian, Ying

Publication

Journal: Acupunct Herb Med
Volume: 1
Issue: 1
Pages: 39 - 48
Year: 2021
DOI: 10.1097/HM9.0000000000000007

Further Study Information

Current Stage: Completed
Date: January 2014 - January 2016
Funding source(s): None

Health Area

Disease Category: Heart & circulation

Disease Name: Angina (stable angina pectoris)

Target Population

Age Range: 18 - 75

Sex: Either

Nature of Intervention: Complementary and alternative medicine (CAM) therapy, Traditional Chinese Medicine

Stakeholders Involved

- Academic research representatives
- Epidemiologists
- Patient/ support group representatives
- Researchers
- Statisticians

Study Type

- COS for clinical trials or clinical research

Method(s)

- Delphi process
- Systematic review

Outcome measures used in clinical trial of SAP will be retrieved by systematic reviews. All included outcomes will be ascribed into four domains: patient, clinicians, academics and regulator. Participants will be asked to rate how important they think each SAP domain is from 1-9. Responses will be analyzed and the SAP domains with the top average ratings will then be sent to all the participants again in Questionnaire 2. A summary of the average group ratings for each SAP domain will also be sent to participants, and they will be given the opportunity to keep their answers the same, or change them, based on the group feedback. In the third questionnaire, participants will be asked to decide for each SAP domain whether it should be included in the final core outcome set.

图4–6　SAP-COS-TCM研究注册信息页面

（三）成立工作组

确立指导组成员14名，专家包括中医临床专家、循证方法学家、临床研究者、政策制定者和COS研制者，在研究的每个关键阶段给予评论、指导。确立执行组成员20人，并邀请2名患者参与本研究。工作组负责本核心指标集研究的具体工作，定期组织会议，对课题进行沟通和推动，如有分歧通过讨论会或咨询指导委员会专家组解决。

（四）构建指标池

基于文献回顾调查、临床试验注册库检索及临床医生和患者问卷调查，产生SAP临床试验指标池（图4-7）。基于指标池，工作组召开小组会议，根据病证结合、临床重要性、规范性/公认性、特异性、稳定性和可行性六大原则以及积累的临床实践经验，对指标池中指标初步筛选，其间所有成员可以添加他们认为重要的任何条目进行增补。通过投票，将90%成员认为不必要进入初始清单的指标池条目剔除，保留下来的条目经过指导委员会批准进入SAP-COS-TCM初始指标条目清单。

（五）确定指标域

为增加Delphi调查效率，遴选出最重要的指标，工

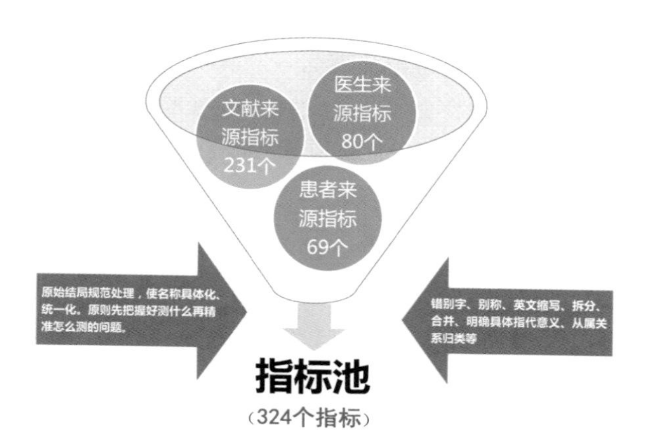

图4-7　SAP-COS-TCM研究指标池构成

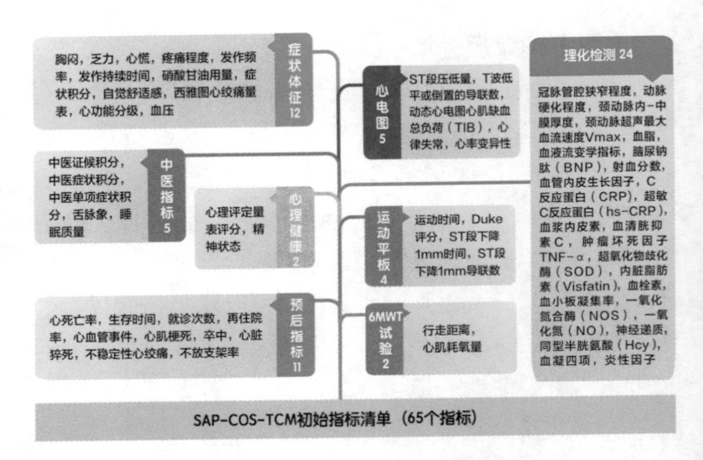

图4-8　SAP-COS-TCM初始指标清单

作组和指导委员会对指标池中324个指标进行初筛，确立了65个指标进入初始指标清单（图4-8）。

（六）选择利益相关群体

依托中华中医药学会临床药理分会及冠心病各相关专业学会等，汇总成员信息如研究领域、专业背景等，统计除患者以外的利益相关群体，确定213名参与者，并保留他们的邮箱。同时，从天津中医药大学保康医院心内科门诊招募稳定型心绞痛患者代表10名，共选定参与者223名。所有参与者参加调查均为自愿，如果回应本次调查就默认其已知情同意。完成第1轮Delphi调查的所有参与者将会自动纳入第2轮调查参与者名单中（表4-4）。

表 4-4　SAP-COS-TCM 研究利益群体基本信息

利益群体	分布省份（个）	总人数	女性人数	年龄（$\bar{x} \pm s$）	职称等级		
					正高	副高	其他
临床方法学家	3	4	0	49.50 ± 6.66	3	1	0
行政管理者	20	44	9	55.11 ± 4.15	41	3	0
科研工作者	14	29	14	48.45 ± 7.71	20	7	2
制药企业	4	5	1	46.60 ± 5.18	5	0	0
临床药理学家	16	26	16	47.88 ± 6.02	15	11	0
临床医生	29	105	39	53.30 ± 6.51	84	20	1
患者代表	4	10	4	56.67 ± 9.20	/	/	/
共　计	32	223	83	52.13 ± 6.71	167	43	3

（七）Delphi调查

Delphi过程由2轮电子问卷调查、分析和反馈环节组成，通过网络在线调查平台制定发布问卷。给所有参加者（除患者代表群）发送一个概述本研究的电子邮件并附有问卷链接，请他们在2周之内完成Delphi调查第1轮。在第1周后发送一封提醒邮件来督促完成本次调查。患者代表群由工作组调查员在门诊医师的支持下，在患者候诊区进行面对面调查，完成第1轮Delphi调查纸质版问卷。最终，29个指标被纳入共识会核心指标候选清单。

表4-5 SAP-COS-TCM用于共识会的指标清单

序号	指　标	指标域	获得共识群体数（个）	优先排序
1	胸闷	症状/体征指标	4	1
2	心绞痛发作频率	症状/体征指标	4	1
3	心绞痛发作持续时间	症状/体征指标	4	1
4	硝酸甘油用量	症状/体征指标	4	1
5	心血管事件	预后指标	4	1
6	心肌梗死	预后指标	4	1
7	不稳定性心绞痛	预后指标	4	1
8	心绞痛疼痛程度	预后指标	3	2
9	西雅图心绞痛量表	预后指标	3	2
10	心脏猝死	预后指标	3	2

（续表）

序号	指　标	指标域	获得共识群体数（个）	优先排序
11	心力衰竭	预后指标	3	2
12	动态心电图心肌缺血总负荷（TIB）	心电图	3	2
13	运动时间	平板运动指标	3	2
14	冠脉管腔狭窄程度	理化检测指标	3	2
15	生存时间	预后指标	2	3
16	ST段压低量	心电图	2	3
17	T波低平或倒置的导联数	心电图	2	3
18	Duke评分	平板运动指标	2	3
19	ST段下降1 mm导联数	平板运动指标	2	3
20	心慌	症状/体征指标	1	4
21	中医证候积分	中医指标	1	4
22	中医症状积分	中医指标	1	4
23	死亡率	预后指标	1	4
24	就诊次数	预后指标	1	4
25	终身不放支架率	预后指标	1	4
26	ST段下降1 mm导联数	平板运动指标	1	4
27	行走距离	6 min步行试验	1	4
28	动脉硬化程度	理化指标	1	4
29	精神状态	心理健康相关指标	1	4

（八）共识会议

31名代表参加线下共识会议，包括临床试验研究者（n=8）、方法学家（n=4）、临床专家（n=10）、患者代表（n=2）、政策制定者（n=3）、期刊编辑（n=2）和制药企业代表（n=2）（图4–9）。共识会议的目的是对德尔菲调查产生的29个核心指标集候选指标进行匿名投票表决并讨论。参与投票的代表共27名，对心绞痛发作频率、发作持续时间、平板运动试验运动时间、心血管事件及其亚组指标心肌梗死、不稳定型心绞痛和心脏猝死等7个指标，超过70%（≥19票）的投票者打分在7～9分之间。因此，将以上条目予以保留。

在讨论阶段，共识会参会者对29个指标均进行了充分讨论，尤其是针对那些未达成共识的指标。讨论

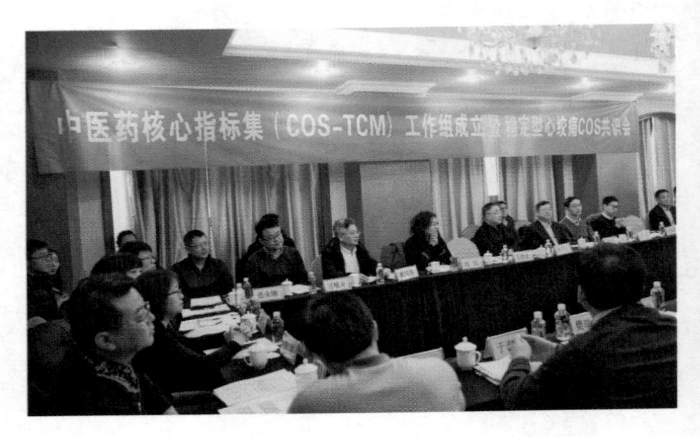

图4–9　SAP-COS-TCM研究共识会现场

后，建议增加西雅图心绞痛量表指标。另外，一位指导委员会专家提出，增加一个安全性指标“Q-T间期”。工作组同意就此进行表决，并达成一致意见。将这两个条目列入SAP-COS-TCM。在Delphi调查和共识会投票中发现，中医相关指标没有得到足够重视，未能进入到核心指标集。针对这一情况，共识会专家提议，在核心指标集中为中医特色指标保留一个空缺席位，在更新时再补充合理的中医相关指标（图4-10）。

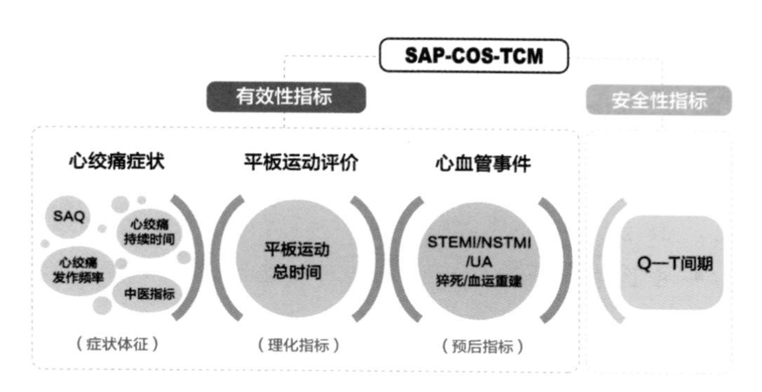

图4-10 中医药治疗稳定型心绞痛临床试验核心指标集（SAP-COS-TCM）

（九）成果报告与推广

SAP-COS-TCM是中医药领域第1个核心指标集研究，本研究结果为稳定型心绞痛中医临床研究中的测量和报告提供了最少指标集合，对于减少研究间的异质性、促进循证决策具有重要意义。同时，通过研究，初步建立了中医药COS研究方法，为相关规范和方法学体系的建立奠定了基础。

研究相关报告：

- Core outcome set for stable angina pectoris in traditional Chinese medicine(COS-SAP-TCM) [J].Acupunct Herb Med, 2021, 1(1): 39–48.
- Outcome measures in clinical trials of traditional Chinese medicine for stable angina pectoris [J]. Acupunct Herb Med, 2021; 1(2): 99–106.
- 2015年中药治疗稳定性心绞痛临床试验结局指标文献研究 [J]. 中国中西医结合杂志，2018，38(2): 191–197.
- 中医临床研究核心结局指标集形成路径 [J]. 中华中医药杂志, 2014, 29(5): 1352–1355.

附 录

附录一
中医药临床试验核心指标集研制技术规范

1 范围

本规范规定临床研究核心指标集的研制技术流程。

本规范适用于中药临床研究核心指标集研制。

本规范适用于中医非药物疗法临床研究核心指标集研制。

本规范适用于中医药从业者、临床研究者、企业研发人员使用。

2 术语及定义

下列术语和定义适用于本规范。

2.1 临床试验 Clinical trials

指以人体（患者或健康受试者）为对象的试验，意在发现或验证某种试验药物的临床医学、药理学以及其他药效学作用、不良反应，或者试验药物的吸收、分布、代谢和排泄，以确定药物的疗效与安全性的系统性试验。

2.2 核心指标集 Core outcome set，COS

健康或卫生保健某特定领域中所有临床试验都应该测量和报告的、最少的、共识的指标集合。

3 选题

3.1 确定核心指标集适用范围

研究开始前，首先需要确定选题，即明确拟研制COS的适用范围。推荐根据具体实践场景、健康问题、目标人群和干预措施4个方面进行界定，不宜过于宽泛，应具体到具体病种及亚型。

3.1.1 应用场景

确定要开展的研究适用的场景，涉及临床研究、日常照护、养生保健（如太极拳、五禽戏）、中医治未病等。

3.1.2 疾病类型

根据疾病的类别、亚型、分期等定位健康问题。例如冠心病心绞痛，应明确是稳定型还是不稳定型。

3.1.3 目标人群

关于适用人群可与疾病分型综合考虑，说明COS适用的某疾病全部人群还是部分人群，可从证候分型、年龄、病程等方面进行明确。

3.1.4 干预措施

明确干预措施的具体内容，主要包括：① 明确拟开展的COS适用于所有类型的干预措施还是局限于某种特定干预措施。② 明确具体干预措施包括内容，如中药、针刺、食疗、推拿、康复技术等。③ 明确是否存在加载治疗或联合用药的情况。

3.2 论证研究的必要性

3.2.1 确定是否有相似性研究

通过检索明确是否有发表或正在开展的同类核心指标集的研究，避免重复性工作。检索途径有：① 检索文献数据库查找是否有研究发表。② 检索COMET（http://www.comet-initiative.org/）数据库和中国临床试验核心指标集数据库（http://www.chicos.org.cn/），查询是否有注册或发表的相关研究。

3.2.2 评估COS研究开展的价值

在没有相关研究的前提下，评估开展一项COS研究的价值。可从以下3个方面进行评估：① 临床试验设计有明确需求。② 文献系统评价/Meta分析有明确要求。③ 医疗卫生相关决策对指标选择有明确需求。

4 研究方案及注册

COS研究开始前，需要制定研究方案并进行注册，推荐公开发表研究计划书。研究方案的信息包括：适用范围、研究方法、研究机构及成员、资助来源等。COS研究需在COMET协作网（http://www.comet-initiative.org/）或中国临床试验核心指标集研究中心（ChiCOS）进行注册。

5 成立工作组

确定专家指导委员会和研究工作组成员。工作组负责日常研究任务和相关会议的召集，成员通常包括中西医临床专家、循证方法学家、临床研究者、政策制定者。专家指导委员会由本领域内高层次专家组成，负责项目总体方向把控和研究内容变更的决策。

6 构建指标池

6.1 指标收集途径

包括4个部分：① 已发表文献。② 已注册的临床试验方案。③ 医生问卷调查。④ 患者问卷调查。

6.2 数据库检索

6.2.1 数据库选择

文献数据库：① 中文数据库包括：中医药临床证据数据库（EVDS），中国知网（CNKI），万方（WanFang），中国生物医学文献数据库（SinoMed）。② 英文数据库：PubMed，Cochrane Library，Embase，Web of science等。根据研究需要，可增加其他数据库。

试验方案注册库：主要是中国临床试验注册平台（http://www.chictr.org.cn/）与clinicaltrials.gov注册平台。其他临床试验注册平台可根据具体情况增加。

6.2.2 检索方法

已发表临床试验文献：以疾病或健康问题作为主题词进行预检索，根据获得文献量调整检索式和样本选择方案。① 若检索题录较多，可限定年份，或以近5年样本为主；研究类型可限定为随机对照临床试验（RCT）。② 若检索题录较少，或为不常见疾病，推荐不限制年份及研究类型，扩大指标信息来源。

已注册试验方案：以疾病为检索词进行检索，注册时间可不限制。

6.3 数据提取

6.3.1 提取表设计

课题组预先设计提取表，推荐使用Access、Excel等软件。提取信息包括纳入研究的基本信息、研究对象、干预措施和结局指标4个方面。其中结局指标信息包括指标名称、测量方法、测量时点及数据类型。

6.3.2 提取方法

数据提取重点注意4个方面：① 培训数据提取人员，进行双录入，并交叉核对，如有分歧咨询第三方。② 提取信息需要完全遵循原文指标表达方式，保证原始数据库的真实性和可溯源性。③ 提取表中需要设置备注项，随时记录特殊情况。④ 做好提取过程的痕迹管理，数据改动需要记录。

6.4 问卷调查

6.4.1 调查对象

问卷调查对象是目标研究领域的专业医生及患者或其照护者。问卷调查的样本越大，收集的指标越全面，但需要权衡研究的可操作性和代表性。推荐选择跨地域、不同级别医院（一、二、三级），医院数量应在5家以上。

关于患者问卷调查，需要根据病证不同选择不同调查场合。推荐选择诉情能力较强的患者群体，以保障高效沟通。

6.4.2 调查信息

提前设计调查问卷，问卷内容包括调查对象的基本信息及指标信息。为提取到最重要临床指标，医生问卷可设置开放式填写，要求填写关键指标数量≤5个。患者问卷可提供引导式指标项目，便于患者理解参与。

6.4.3 调查方法

问卷调查可以通过网站，手机APP、邮件和纸质材料等形式开展。纸质文件可以在医院（病房/门诊）或会场集中发放。

6.5 指标整理

（1）准备过程：将提取的指标导入Excel表进行整理。以结局指标信息进行编号，并匹配相应的研究编号，方便查找溯源。

（2）整理过程：第1步，进行相似性排序，将相同的指标去重，并记录所有报告该指标的研究编号和数量，记录每个指标的使用频次。第2步，将提取的原始结局指标进行规范化处理，使名称统一化、标准化。具体内容包括简称、别称、缩写、拆分、合并等，在保证原意不变的基础上进行规范化处理，将相同指标进行合并归类。为保证整理过程透明、条理清晰，推荐使用树状图。第3步，通过前两步层层筛选，得到所有指标种类名称及频次。

7　确定指标域

中医临床研究指标不仅具有一般临床研究的共性，还具有中医独特性，如中医症状和证候评价指标。指标域分类过程中，参照COMET手册中推荐的12类指标类型进行归类：死亡、理化检测、感染、疼痛、生活质量、心理健康、社会心理、功能状态、治疗增减情况、患者满意度、卫生资源利用率、不良反应。再根据指标的功能属性为依据，推荐按照7个指标域：中医病证、症状/体征、理化检测、生活质量、远期预后、经济学评估和安全性事件，将收集到的结局指标进一步分类整理，形成初始指标遴选条目清单。重视中医特色指标的表述和分类。

8　参与群体类型

COS研究中主要相关群体包括：使用者、医学专业人员、临床试验员、监管部门人员、企业代表、政策制定者、科研人员、方法学家以及患者代表等。其中，使用者、医疗卫生专家及患者是必不可少的3个群体。医学专业人员中需要包括中医专家和西医临床专家，需要有丰富的专业经验或较高的学术影响。

9　问卷条目设置

在制定用于Delphi问卷调查初始指标条目清单时，需要注意指标池清单数量不宜过多。若指标＞80个，则制定标准缩短清单；若指标数量不多，则所有指标均可纳入初始清单。

问卷设计过程中需注意以下几点：① 问卷调查方式。② 医学术语需通俗化。③ 问卷条目顺序随机化。④ 要有开放性问题。

为了让问卷对象能够清楚了解研究目的，问卷说明中需要注重提示几个关键点：① 临床重要。② 国内外公认。③ 中医药疗效优势。④ 指标稳定且可测量。

10 德尔菲（Delphi）调查

10.1 参与者

原则上，参与者的总样本量和相关群体组的样本量越大越好，但需根据研究需求和条件确定。第1轮Delphi调查人数应在100人以上，第2轮在50人以上。

10.2 问卷调查形式

问卷调查可以通过专业网站，手机APP、邮件和纸质材料等形式开展。从实施效率、质量控制和便捷性等角度，推荐手机APP和网页途径，可以节省时间，保障研究质量。

10.3 调查轮次

推荐进行2～3轮问卷调查，保证至少有1轮结果反馈。第1轮咨询主要目的是实现指标的聚焦，同时弥补可能存在的遗漏；第2轮进一步凝聚指标集中度，实现重要程度的基本分类。如果指标集中度不够，可以开展第3轮征询。

10.4 信息回收

每一轮德尔菲调查过程中，尽量要求2周内反馈。

如果应答率较低，需要通过邮件、短信/微信、电话等进行提醒；应在2周内完成调查数据分析并安排下一轮问卷。每轮征询结束，分析参与者的积极系数，并适当调整调查问卷发放对象，以提高研究质量和效率。

10.5 评分机制

应用Likert量表评分方法，对指标的重要性进行评分。每一个条目分值设置为1～9分和“不确定”，从1到9重要程度依次递增，并进行划分：1～3分为“不重要”，4～6分为“重要但不关键”，7～9分为“关键”；如果参与者不能确定指标条目是否重要，可以填“不确定”。

10.6 反馈机制

反馈内容包括3个方面：① 参与者在上一轮中增加的新指标条目。② 所有参与群体每个指标条目的回复数量和分数分布情况，以及参与者自己的在上一轮的评分。③ 若参与者前后两次的评分变动过大，如参与者将分值从上一轮的“不关键”改为“关键”，或者从“关键”改为“不关键”，则要求注明更改理由。

推荐以图形方式提供每个指标的分数分布，保障信息传递清楚且便于理解。

10.7 条目变动原则

条目变动指不同轮次调查问卷中指标条目的增加或删除。条目增加或删除应事先制定严格的标准，如果第1轮问卷反馈的条目与以往不重复，建议全部纳入下一轮问卷调查中；若需舍弃一些指标，应该在研究方案中明确说明剔除标准。

10.8 应答率保证

Delphi调查下一轮的参与者是上一轮调查的完成者，轮次间若出现不应答，则会影响结果。建议从以下方面提高应答率：① 问卷条目清单不要过长，10 min以内可以评完为宜。② 整个调查时间跨度从第1轮开始到最后一轮结束不要太长，1 ～ 2个月为宜。③ 调查的时段应避开大型节假日，如寒假、暑假等。④ 通过邮件、短信等方式提醒后进者，防止遗忘或信息丢失。⑤ 针对患者，优先请其负责医生进行问卷调查，提高依从性。⑥ 在致谢部分对参与研究人员表达谢意。

11 COS共识认定方法

通过Delphi调查确定核心指标集的候选条目之后，需要召开不同参与群体的高级代表通过讨论达成共识，确定最终的核心指标集。这一阶段是核心指标集形成的重要环节，实施过程质控对COS的质量非常关键，需要主要参与群体代表进行充分讨论。重点把握以下几个重点内容。

11.1 共识标准

共识会前要明确达成共识的标准。共识标准为：如果某个指标取得了大于70%的“关键”评分（7 ～ 9分）支持，则优先推荐。

11.2 共识会议

通过面对面的形式召开共识会议，如果遇到特殊情况，可以召开网络视频会议。主要研究者将Delphi调查过程和确定的核心指标集候选条目向会议专家清晰报告。在充分讨论后，由不同参与群体的参会代表投票表决。根据投票结果再次讨论，达成共识。如发生意见冲突，采用名义小组法进行解决。

11.3　参会成员要求

（1）资格条件：邀请完成所有Delphi调查的各利益群体代表、指导委员会成员、工作组成员及未参加先前研究过程的各利益群体资深专家代表。保证每个群体均有人参加，除患者以外，需要考虑专家在健康领域的专长、级别和学术影响力。邀请中医药领域资深临床专家尤其是本领域的院士、国医大师、全国名中医和学术团体负责人等，能够保证共识会的水平，提高结果的公认度和权威性。

（2）代表数量要求：结合研究需要和实施条件，建议中医药COS研究共识会代表规模为20～30名。临床专业代表不少于1/3。

在确定每个相关群体代表的数量时，需要考虑以下5个原则：① 中西医临床专家保持平衡。② 尽可能增加资深专家的数量。③ 一定要有患者代表参加。④ 临床研究者、系统评价员及指南制定者等COS使用者之间保持平衡。⑤ 专家地域分布具有代表性。

11.4　会议时间、地点

会议地点和召开时间可事先征求参会者，以大多数参与者可参与为首选。会议时间根据讨论内容多少及共识情况确定。

12 COS成果报告

12.1 定义核心指标

COS作为最少的、最重要的指标集合，一般仅包含几个核心指标。需要对将这些指标进行规范化描述，最好匹配一份指导性说明书以便理解应用。

12.2 报告规范

参考COS报告规范COS-STAR，逐条进行描述，保证COS研究报告的透明度和完整性。中医药COS研究报告可适当增加中医药特色内容。

12.3 更新与修订

COS研究是不断发展完善的过程。需要根据医学进展和应用反馈更新修订，特别要关注中医药特色优势指标的更新应用。在推广应用的过程中，需要定期评估，确保其实用性和先进性。COS评估更新周期一般为2～5年。

附录二
核心指标集研制国际技术规范

表附-1 核心指标集研制规范（COS-STAD）条目清单

领域	序号	方 法	注 释
具体范围	1	COS应用的研究或实践场景	COS研制者应该考虑应用场景的细节（如用于研究还是日常照护）都应该在COS中表述
	2	COS涵盖的健康问题	COS制订者应该考虑COS将涵盖的健康问题细节（如类风湿关节炎的治疗或者癌症的筛查）
	3	COS涵盖的人群	COS研制者应该考虑COS将涵盖的人群细节（如晚期疾病患者或者儿童患者）
	4	COS涵盖的干预措施	COS研制者应该考虑COS将涵盖的干预细节（如所有的干预措施，药物疗法，或者是外科治疗）
利益相关者	5	在研究中将使用COS的人员	COS研制者应该纳入那些在研究中将要使用COS的人（如临床试验人员或企业）
	6	熟知患者疾病的医疗卫生专家	COS研制者应该纳入那些能够提出重要评价指标的医疗卫生专家（如临床专家、执业医师及对疾病有特殊经验的研究人员）
	7	相关疾病患者或他们的代表	COS研制者应该纳入有患病经历或受此疾病影响的人（如患者、家属和护理人员）

（续表）

领域	序号	方 法	注 释
共识过程	8	一份考虑了医务人员和患者观点的初始指标清单	COS研制者在产生一份用于共识过程的初始指标清单时，应该考虑医生和患者的观点（很可能从文献综述或访谈中获得）
	9	预先描述评分过程和共识定义	尽管在不同的研究中可能采用不同的共识方法，COS研制者应该事先描述共识方法以避免可能存在的偏倚
	10	预先描述纳入/剔除/添加指标的标准	COS研制者也应该事先阐明纳入、剔除或添加指标的标准以避免可能存在的偏倚
	11	关注结局指标清单的语言描述，避免歧义	COS研制者应该考虑在面对不同参与方描述指标时使用的语言（如既用通俗的语言也用医学术语，且这些经参与方试用过）

参考文献：① Kirkham JJ, Davis k, Altman DG, et al. Core Outcome Set-STAndards for Development: The COS-STAD recommendations［J］.PLoS Med, 2017, 14(11): e1002447.② 张明妍，张俊华，杜亮，等. 核心指标集研制标准：COS-STAD推荐［J］.中国循证医学杂志, 2018, 18(7): 753-757.

表附-2 核心指标集研究方案的报告规范（COS-STAP）条目清单

主题	编号	清 单 条 目
题目/摘要		
题目	1a	在题目中指出本文描述计划研制的COS研究方案

（续表）

主题	编号	清 单 条 目
摘要	1b	提供结构化摘要
引言		
背景和目的	2a	描述背景并解释研制COS的合理性，并指出需要研制COS的原因和应用COS的潜在障碍
	2b	描述研制COS的具体目的
具体范围	3a	描述COS涵盖的健康问题和人群
	3b	描述COS将涵盖的干预措施
	3c	描述COS的应用场景
方法		
利益相关者	4	描述COS研制过程涉及的利益相关群体，其参与的性质和原因，以及如何确认参与者；应包括COS研究团队的成员和参与者
信息来源	5a	描述将用于确认结局指标列表的信息来源；概述方法或参考其他方案或论文
	5b	描述如何剔除或合并结局指标，并说明原因
共识过程	6	描述如何开展共识过程的计划
共识定义	7a	描述共识定义
	7b	描述在共识过程中决定如何考虑结局指标将被增加、合并或剔除的程序

（续表）

主题	编号	清 单 条 目
分析		
指标评分/反馈	8	描述如何对指标进行评分和总结，描述参与者在共识过程中如何收到反馈
缺失数据	9	描述在共识过程中如何处理缺失数据
伦理和传播		
伦理审批/知情同意	10	描述获取研究伦理委员会/机构审核委员会批准的与共识过程有关的任何计划，并描述如何获取知情同意（如果涉及）
传播	11	描述向研究参与者和COS使用者分享研究结果的任何计划，包括传播的方法和时间
管理信息		
资助方	12	描述资金来源、资助者的角色
利益冲突	13	描述研究团队任何潜在的利益冲突，以及如何管理这些冲突

参考文献：① Kirkham JJ, Gorst S, Altman DG, et al. Core Outcome Set-STAndardised Protocol Items: the COS-STAP Statement [J]. Trials, 2019, 20(1): 116. ② 蔡慧姿，张明妍，李凯，等. 核心指标集标准方案(COS-STAP)解读及在中医药领域应用的思考 [J]. 世界科学技术—中医药现代化, 2021, 23(8): 2580–2586.

表附–3　核心指标集报告规范（COS–STAR）条目清单

主题	编号	条　目
题目/摘要		
题目	1a	在题目中指出本文描述计划研制的COS研究方案

（续表）

主题	编号	条　目
摘要	1b	提供结构化摘要
引言		
背景和目的	2a	介绍背景并解释制定COS的合理性
	2b	介绍制定COS的确切目的
具体范围	3a	描述COS涉及的健康问题和人群
	3b	描述COS涉及的干预措施
	3c	描述COS适用条件
方法		
方案/注册登记	4	提供获取COS研究方案和（或）研究注册信息（如果有这些信息）
利益相关者	5	描述各利益相关组参与COS制定过程的合理性，各组参与者的合格标准，并描述相关参与者是如何产生的
信息来源	6a	描述用于产生初始指标清单的信息源
	6b	描述指标被排除或合并的方法及原因（如果涉及）
共识过程	7	描述共识过程如何执行
指标评分	8	描述指标如何评分以及如何总结评分
共识定义	9a	描述共识定义
	9b	描述共识过程中如何确定纳入或排除指标的程序

（续表）

主题	编号	条　目
伦理和知情同意	10	提供关于研究伦理和知情同意情况的说明
结果		
方案偏离	11	描述对照方案所作的任何改变（如果有）并说明原因，并描述这些更改对结果的影响
参与者	12	提供COS制定所有阶段涉及人员的数量和特征等数据
指标	13a	列出所有在共识会议开始时考虑的指标
	13b	描述共识过程中引入的任何新指标和被排除掉的指标，并说明原因
核心指标集	14	列出最终COS包括的指标名称
讨论		
局限性	15	讨论COS形成过程中存在的不足
结论	16	结合其他证据，提供对最终COS的解释，以及对今后研究的影响
其他信息		
资助	17	描述资助的来源/资助者的作用
利益冲突	18	描述研究团队内的任何利益冲突，以及如何控制这些冲突

参考文献：① Kirkham JJ, Gorst S, Altman DG, et al. Core Outcome Set-STAndards for Reporting: The COS-STAR Statement [J]. PLoS Med, 2016, 13(10): e1002148. ② 张明妍，杨丰文，李赵，等. 核心指标集报告规范：COS-STAR声明 [J]. 中国循证医学杂志，2017, 17(4): 470–474.

主要参考文献

[1] 张俊华，王海南.临床评价核心指标集研究方法与实践［M］.上海：上海科学技术出版社，2021.

[2] COMET Initiative［OL］. https://www.comet-initiative.org.

[3] 天津市中医医学工程研究所.中国临床试验核心指标集研究中心［OL］. http://www.chicos.org.cn.

[4] Williamson PR, Altman DG, Bagley H, et al. The COMET Handbook: version 1.0［J］. Trials, 2017, 18(Suppl 3): 280.

[5] Kirkham JJ, Gorst S, Altman DG, et al. Core Outcome Set-STAndards for Reporting: The COS-STAR Statement［J］. PLoS Med, 2016, 13(10): e1002148.

[6] Kirkham JJ, Davis K, Altman DG, et al. Core Outcome Set-STAndards for Development: The COS-STAD recommendations［J］. PLoS Med, 2017, 14(11): e1002447.

[7] Kirkham JJ, Gorst S, Altman DG, et al. Core Outcome Set-STAndardised Protocol Items: the COS-STAP Statement [J]. Trials, 2019, 20(1): 116.

[8] 张俊华.中医药核心指标集研究进展与展望 [J]. 中国药物评价，2022，39（2）: 101-104.

[9] 邢冬梅，张俊华，张伯礼.中医临床研究核心结局指标集形成路径 [J].中华中医药杂志，2014，29（5）: 1352-1355.

[10] 张明妍，张俊华，张伯礼，等.中医药临床试验核心指标集研制技术规范 [J].中华中医药杂志，2021，36（2）: 924-928.

[11] 李凯，张俊华，张明妍，等.中医药核心指标集（COS-TCM）研究现状 [J].世界科学技术—中医药现代化，2021，23（8）: 2556-2562.

[12] 张明妍，牛柏寒，蔡慧姿，等.中医药核心指标集研究利益相关群体选择实施要点 [J].世界科学技术—中医药现代化，2021，23（8）: 2563-2568.

[13] 牛柏寒，张明妍，蔡慧姿，等.中医药核心指标集研究中共识方法实施要点 [J].世界科学技术—中医药现代化，2021，23（8）: 2576-2579.

[14] 张明妍，牛柏寒，蔡慧姿，等.中医药核心指标集（COS-TCM）Delphi实施要点 [J].世界科学技术—中医药现代化，2021，23（8）: 2569-2575.

[15] 张明妍，杨丰文，李越，等.核心指标集报告规范(COS-STAR)介绍［J］.中国循证医学杂志，2017，17（7）: 857-861.

[16] 张明妍，张俊华，杜亮，等.核心指标集研制规范（COS-STAD）介绍及其在中医药领域应用的思考［J］.中国循证医学杂志，2018，18（4）: 392-396.

[17] Zhang MY, Zhang JH, Chua HZ, et al. Core outcome set for stable angina pectoris in traditional Chinese medicine(COS-SAP-TCM) [J]. Acupuncture and Herbal Medicine, 2021(9): 39-48.

[18] Jin X, Pang B, Zhang J, et al. Core Outcome Set for Clinical Trials on Coronavirus Disease 2019(COS-COVID) [J]. Engineering (Beijing), 2020, 6(10): 1147-1152.